AF613894

RÈGLEMENT ET TARIF

DU SERVICE GRATUIT

DE L'ASSISTANCE MÉDICALE ET PHARMACEUTIQUE

DANS

LE DÉPARTEMENT DE LA LOIRE-INFÉRIEURE

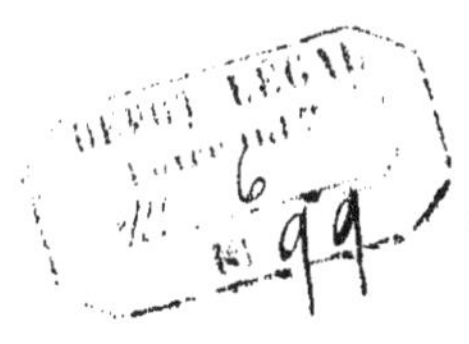

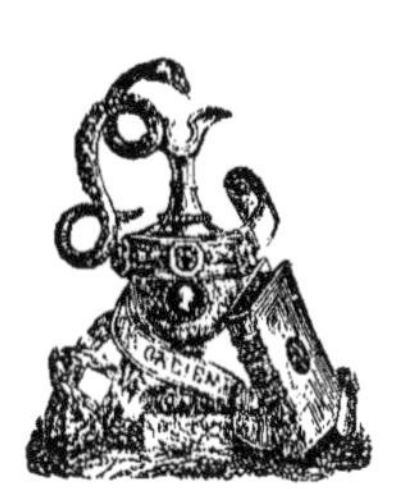

NANTES,

IMPRIMERIE L. MELLINET ET Cie, PLACE DU PILORI, 5

—

1898

RÈGLEMENT ET TARIF

DU SERVICE GRATUIT

DE L'ASSISTANCE MÉDICALE ET PHARMACEUTIQUE

DANS

LE DÉPARTEMENT DE LA LOIRE-INFÉRIEURE

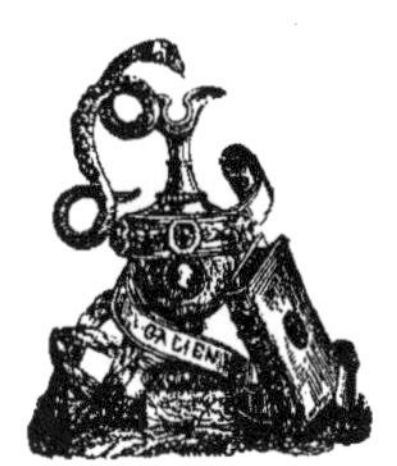

NANTES,

IMPRIMERIE L. MELLINET ET Cie, PLACE DU PILORI, 5

—

1898

PRÉFACE

Le Conseil général, dans sa session du mois d'août 1898, vient d'apporter des modifications importantes au règlement du Service gratuit de l'Assistance médicale et pharmaceutique, dans le but de faire disparaître certaines défectuosités qui nuisaient à la bonne marche du Service, défectuosités qui n'avaient pas été prévues dans la confection du règlement de 1892, et qui ont été mises suffisamment en relief par son fonctionnement pendant cinq années consécutives.

Sur la demande de M. le docteur Plantard, président du Syndicat des médecins de la Loire-Inférieure et rapporteur de la Commission de vérification, une Commission spéciale, composée des membres de l'ancienne Commission d'étude de l'assistance publique, qui avait préparé le premier règlement, et de quatre Conseillers généraux, fut nommée par M. le Préfet avec mission de rechercher les moyens d'améliorer le Service.

Les travaux de cette Commission ont été consignés dans un rapport par son secrétaire, M. le docteur Porson, et ce sont les conclusions de ce rapport qui ont été adoptées par le Conseil général.

Il est nécessaire aujourd'hui d'attirer toute l'attention des personnes appelées à prendre part au fonctionnement de cet important Service sur les modifications qu'on a dû y apporter en même temps que sur les causes qui les ont amenées.

Quelles sont ces causes ? Elles sont de deux sortes : insuffisance des recettes et exagération des dépenses.

Les ressources provenant des inscriptions, il fallait, pour qu'elles fussent suffisantes, que ces inscriptions s'étendissent à toutes les personnes privées de ressources, exposées à recourir, le jour où elles tomberaient malades, à l'Assistance médicale gratuite. Ce principe de mutualité sur lequel reposait tout entière l'organisation du Service, ne fut pas compris de la plupart des bureaux d'assistance ; ceux-ci, limitèrent le plus possible les inscriptions pour diminuer la part contributive des communes dans les dépenses ; ils aggravèrent encore la situation en augmentant au contraire les inscriptions d'urgence.

Or, il a été constaté que la dépense moyenne des inscrits d'urgence représente le double de celle que provoque un malade inscrit régulièrement au moment de la confection des listes.

D'autre part, il faut reconnaître que certains médecins n'ont pas toujours su résister aux exigences des malades, soit en multipliant leurs visites, soit en exagérant la dépense des médicaments.

Néanmoins, ces abus n'eussent-ils pas existé, il a été reconnu que la somme de 3 fr., représentant la contribution des communes et du département par tête d'inscrit, n'était pas suffisante pour couvrir toutes les dépenses.

Aussi, le Conseil général ne s'est pas borné à prendre des mesures permettant d'exercer un contrôle plus efficace, il a commencé par élever les cotisations des communes et du département, en les portant pour chacun d'eux de 1 fr. 50 c. à 2 fr., ce qui donne une somme totale de 4 fr. par inscrit.

D'autre part, il a décidé que les inscrits dans le courant de l'année feront l'objet d'un compte à part, dans lequel les dépenses seront intégralement payées, moitié par les communes, moitié par le département.

Il faut espérer que les Bureaux d'Assistance comprendront à l'avenir que leur devoir, dans l'intérêt même des communes, doit les porter à étendre les inscriptions, au moment de la confection des listes, *à toutes les personnes privées de ressources, exposées, en cas de maladie, à recevoir gratuitement l'Assistance médicale et pharmaceutique à domicile.*

Par contre, ils devront limiter au *strict nécessaire* les inscriptions d'urgence, qui grèveront davantage le budget communal, et qui ne représenteront dans l'avenir, si les listes sont judicieusement faites, qu'un petit nombre d'individus.

Les listes d'inscriptions continueront, comme par le passé, à être établies une fois par an ; mais elles seront dressées beaucoup plus tôt, c'est-à-dire un mois avant la session de novembre du Conseil municipal, afin qu'elles puissent être mises entre les mains des médecins et pharmaciens à partir du 1er janvier de chaque année.

A chacune des trois autres réunions de l'année, les listes seront seulement complétées par des inscriptions nouvelles, s'il y a lieu, établies d'après les mêmes principes que les listes primitives. (Art. 7.)

Quant aux inscriptions d'urgence, il va de soi, comme leur nom l'indique, qu'elles sont faites, au fur et à mesure du besoin, et qu'elles ne peuvent être transformées en inscriptions définitives dans le cours de la maladie. Avant d'acquérir ce droit, le bénéficiaire devra être guéri de la maladie qui a motivé son inscription d'office, en admettant toutefois que son défaut de ressource persiste à ce moment.

Il est aussi interdit de remplacer une inscription par une autre dans le courant de l'année.

Toute infraction au règlement, en ce qui concerne les inscriptions des personnes privées de ressources, devra être signalée, pour l'arrondissement chef-lieu, à M. le Préfet, et, pour les autres arrondissements, à MM. les Sous-Préfets ; ceux-ci en saisiront les Commissions cantonales d'appel, lesquelles jugent ces réclamations en dernier ressort.

Les observations qui suivent concernent plus spécialement les médecins et les pharmaciens ; elles ont trait aux modifications opérées dans la comptabilité et le contrôle du Service.

Pour diminuer le travail nécessité par l'établissement des mémoires et pour faciliter le contrôle exercé par l'Administration départementale et la Commission de vérification, les *feuilles de maladie* et les *billets de visite* ont été supprimés, pour être remplacés par des *cartes d'assistance* et des carnets à souche dits *carnets d'assisté.*

Les médecins auront à joindre à leurs mémoires la partie des feuilles composant ces carnets, qui concerne leurs soins; les pharmaciens en feront autant pour les ordonnances détachées de ces carnets, *sans avoir à en reproduire le détail* sur ces mémoires, lesquels seront faits *sur papier libre*.

Aux médecins, nous recommanderons d'apporter la plus scrupuleuse exactitude dans la confection de leurs notes d'honoraires. Ces notes doivent être l'expression exacte des soins donnés par eux aux malades de l'Assistance.

Ils devront surtout éviter tout abus de médicaments. On constate, en effet, que, chaque année, les dépenses pharmaceutiques augmentent et cela dans des proportions inquiétantes.

Voici, du reste, la progression dans notre Service d'assistance à domicile, depuis 1893 : 1893, 13,836 fr. 11 c.; 1894, 15,073 fr. 64 c.; 1895, 17,346 fr. 86 c.; 1896, 18,902 fr. 20 c.; 1897, 20,963 fr. 35 c. Cette progression est hors de proportion avec l'augmentation du nombre des inscrits.

Nous faisons donc un appel pressant à tous les médecins de l'Assistance, pour qu'ils limitent leurs prescriptions, aussi bien que leurs visites et leurs consultations *au strict nécessaire*.

Ils comprendront, sans que nous insistions davantage, que les abus de médicaments, aussi bien que les soins superflus, constitueraient, pour les médecins soucieux de leurs devoirs, un préjudice véritable et comprometteraient l'avenir d'une institution des plus utiles pour tous.

Nous ne doutons pas non plus que les médecins de l'Assistance ne tiennent grand compte du bon vouloir du Conseil général, qui leur a témoigné hautement sa sollicitude, en donnant satisfaction à leurs réclamations dans la plus large mesure.

Ils auront aussi à cœur de faciliter la tâche laborieuse et délicate de la Commission de vérification. Celle-ci, du reste, composée, comme on sait, de médecins et de pharmaciens, élus par leurs confrères, puisera dans son origine toute l'autorité et toute l'énergie nécessaires pour assurer le bon fonctionnement du Service et sauvegarder tous les intérêts en jeu.

POUR LA COMMISSION DE L'ASSISTANCE MÉDICALE ET PHARMACEUTIQUE :

Le Secrétaire, — *Le Président,*

Dr PORSON. — Dr TEILLAIS.

RÈGLEMENT

DU SERVICE GRATUIT DE L'ASSISTANCE MÉDICALE ET PHARMACEUTIQUE

DANS LE DÉPARTEMENT DE LA LOIRE-INFÉRIEURE

ASSISTANCE A DOMICILE

I. — Dispositions générales.

Art. 1er. — Un Service gratuit d'Assistance médicale et pharmaceutique pour les personnes privées de ressources est établi dans le département de la Loire-Inférieure.

Ce Service, qui a pour but de faire donner gratuitement à ces personnes les secours de la médecine, de la chirurgie, de la pharmacie et de l'art des accouchements, sera organisé dans toutes les communes ou syndicats de communes du département qui contribueront à la dépense dans les conditions spécifiées plus loin, à l'exception des communes de Nantes et de Saint-Nazaire.

Art. 2. — Tous les médecins (docteurs ou officiers de santé), pharmaciens et sages-femmes, exerçant dans le département ou les différents départements *limitrophes*, qui auront adhéré au présent Règlement, seront appelés à donner leurs soins aux indigents malades.

Art. 3. — Le budget de ce Service se compose de fonds votés par les communes intéressées, les Bureaux de bienfaisance ou Hospices de ces communes, qui devront verser 2 fr. par tête d'inscrit porté sur les listes dressées, tous les ans, dans chaque commune, et en outre d'une somme égale votée par le Conseil général.

Toutefois, les personnes inscrites dans le courant de l'année, devront compter dans les dépenses à la charge de la commune pour une somme égale à la moitié de la dépense intégrale occasionnée par eux.

La part contributive du département, pour cette dernière catégorie d'assistés, sera représentée par une somme égale.

Art. 4. — Les fonds de ces deux provenances constitueront le budget de l'Assistance médicale et pharmaceutique dans le département. Ce budget ne pourra, en aucun cas, être dépassé. Une réduction proportionnelle sera faite, à la fin de chaque année, sur l'ensemble des notes, dans le cas où leur montant serait supérieur à celui des crédits alloués pour l'année. La réduction, pour les pharmaciens, ne pourra dépasser 20 % du tarif réduit.

Art. 5. — Au fur et à mesure de l'adhésion d'une commune à l'Assistance médicale, le département versera dans la caisse du Service une somme égale au contingent de cette commune, conformément à l'article 3.

Quel que soit le chiffre des dépenses de l'année, cette somme sera définitivement acquise au Service et, s'il y a lieu, l'excédent sera porté sur l'année suivante.

II. — Bureau et liste d'assistance.

Art. 6. — Dans chaque commune, un Bureau d'assistance assure le Service de l'Assistance médicale.

La Commission administrative du Bureau d'assistance est formée par les Commissions administratives réunies de l'Hospice et du Bureau de bienfaisance, ou par cette dernière seulement quand il n'existe pas d'hospice dans la commune.

A défaut d'Hospice ou de Bureau de bienfaisance, le Bureau d'assistance est régi par la loi du 21 mai 1873 (articles 1 à 5), modifiée par la loi du 5 août 1879.

Art. 7. — La Commission administrative du Bureau d'assistance, sur la convocation de son Président, se réunit au moins quatre fois par an.

Elle dresse, un mois avant la session de novembre du Conseil municipal, la liste des personnes qui, ayant dans la commune leur domicile de secours, doivent être, en cas de maladie, admises à l'Assistance médicale pour l'année suivante et elle procède à la revision de cette liste un mois avant chacune des trois autres sessions.

Le médecin et le pharmacien de l'Assistance ou un des délégués des médecins et un des délégués des pharmaciens de l'Assistance, le receveur municipal et un des répartiteurs, désignés par le Sous-Préfet, doivent être convoqués à la séance ; ils y ont voix consultative.

Art. 8. — La liste d'Assistance médicale doit comprendre nominativement tous ceux qui seront admis aux secours, lors même qu'ils sont membres d'une même famille.

Art. 9. — La liste est arrêtée par le Conseil municipal, qui délibère en Comité secret ; elle est déposée au Secrétariat de la Mairie.

Le Maire donne avis du dépôt par publications et par affiches aux lieux accoutumés.

Art. 10. — Une copie de la liste et du procès-verbal constatant l'accomplissement des formalités prescrites par l'article précédent est en même temps transmise au Sous-Préfet.

Art. 11. — Pendant un délai de vingt jours, à compter du dépôt, les réclamations en inscription ou en radiation peuvent être faites par tout habitant ou contribuable de la commune.

Art. 12. — Il est statué souverainement sur ces réclamations, le Maire entendu ou dûment appelé par une Commission cantonale composée du Sous-Préfet de l'arrondissement, du Conseiller général, d'un Conseiller d'arrondissement dans l'ordre de nomination et du Juge de paix du canton.

Le Sous-Préfet ou, à son défaut, le Juge de paix, préside la Commission.

Art. 13. — Le Président de la Commission donne, dans les huit jours, avis des décisions rendues au Sous-Préfet et au Maire, qui opèrent sur la liste les additions ou les retranchements prononcés.

Art. 14. — En cas d'urgence, dans le courant de l'année, le Bureau d'assistance peut admettre provisoirement, dans les conditions de l'article 3 du présent Règlement, un malade non inscrit sur la liste.

En cas d'impossibilité de réunir à temps le Bureau d'assistance, l'admission peut être prononcée par le Maire, qui en rend compte audit Bureau d'assistance et au Conseil municipal, dans leur plus prochaine séance.

Art. 15. — Une copie de la liste des inscrits est envoyée chaque année aux médecins et aux pharmaciens du Service de l'Assistance par les soins du Maire.

Art. 16. — L'organisation de l'Assistance aux malades pauvres instituée par le présent Règlement constituant entre les communes et le département une association ayant un véritable caractère de mutualité, chaque année, dans la session ordinaire de mai, les Conseils municipaux votent les sommes que les communes doivent affecter l'année suivante, au Service médical ; le Conseil général en fait autant à la session d'août.

Les fonds provenant de ces votes sont versés dans la caisse des Percepteurs et centralisés à la Trésorerie générale.

III. — Service médical.

Art. 17. — Tous les médecins et sages-femmes qui ont adhéré au Service médical peuvent être appelés par les inscrits ou admis d'urgence à l'assistance au choix de ces derniers.

Art. 18. — Le Service est assuré à l'aide d'une carte dite *carte d'assistance* et d'un carnet à souche dit *carnet de l'assisté*.

La carte d'assistance porte le nom et les prénoms du bénéficiaire, son numéro d'inscription sur la liste des inscrits de la commune, la désignation de son domicile et la mention *carte individuelle*. Elle doit, en outre, porter le *cachet* de la mairie, la signature du Maire et l'année. Ces cartes seront renouvelées chaque année.

Cette carte est délivrée par la Mairie au titulaire à partir de son inscription sur la liste d'assistance ; elle reste en sa possession tant qu'il est appelé à bénéficier de cette inscription.

Elle doit être présentée aux médecins ou aux sages-femmes du Service chaque fois que l'assisté a besoin de recourir à leurs soins.

Elle est *individuelle ;* en aucun cas, elle ne peut servir à une autre personne.

Art. 19. — Le carnet à souche, dit *carnet de l'assisté*, est délivré à celui-ci dès sa première maladie et reste en sa possession jusqu'à ce qu'il soit épuisé ; il est alors remplacé par un nouveau carnet.

Ce carnet porte sur la couverture le numéro de l'assisté, ses nom et prénoms, la distance kilométrique de son domicile à celui du médecin le plus rapproché, ainsi que le nom du médecin qu'il a choisi, le cachet de la mairie, la signature du Maire et l'année. Il est absolument personnel ; en aucun cas, il ne peut servir à un autre malade.

Chaque feuillet est composé :

1° D'un *bon médical* destiné à constater les soins donnés par les médecins ou les sages-femmes, que ceux-ci détachent à chaque visite ou consultation et sur lequel ils inscrivent le numéro de l'assisté, ses nom et prénoms, le diagnostic, la nature des soins donnés, avec le prix en regard ; ils le revêtent de leur signature et conservent ces *bons* pour les remettre chaque année au Maire, avec leurs mémoires ;

2° D'une *feuille d'ordonnance* sur laquelle les médecins et les sages-femmes inscrivent, en outre de leurs prescriptions, le numéro de l'assisté, ses nom et prénoms, la date de la visite ou de la consultation, avec leur signature.

Les quantités sont indiquées dans une première colonne. Les prix le sont ensuite par les pharmaciens dans une autre colonne ;

3° D'une *souche* contenant les mêmes indications que le bon médical, sauf le diagnostic, et destiné à être remis à la mairie pour servir, en fin d'année, de moyen de contrôle.

Art. 20. — Les médicaments nécessaires aux assistés sont fournis par tous les pharmaciens ayant adhéré au Service, sur la production *seule* d'une *feuille d'ordonnance* délivrée par les médecins et les sages-femmes du *Service*.

Dans les cas urgents, les pharmaciens sont autorisés à fournir des médicaments inscrits sur une feuille de papier quelconque, mais à la *condition expresse* que toutes les mentions exigées pour la *feuille d'ordonnance* soient inscrites par le médecin avec le mot *urgence* et que cette ordonnance provisoire soit remplacée dans les 24 heures par une *feuille d'ordonnance* régulière.

Art. 21. — Il ne peut être délivré d'autres médicaments que ceux inscrits au tarif, tel qu'il est annexé au Règlement, sauf cas exceptionnels et sur ordonnance motivée.

Les spécialités et les eaux minérales ne peuvent, en aucun cas, être mises à la charge du Service.

Art. 22. — Les médicaments peuvent être fournis par les médecins et les sages-femmes, en se conformant aux lois et règlements en vigueur.

Art. 23. — Les pharmaciens et les médecins, autorisés par la loi à fournir des médicaments, présentent les ordonnances à l'appui de leurs mémoires, lesquels sont établis d'après les prix inscrits au tarif. Ces mémoires sont de deux sortes : les premiers sont relatifs à *chaque malade* et mentionnent les dates des ordonnances, avec leur prix en regard, ainsi que le total de ces prix ; les seconds sont des états récapitulatifs comportant seulement l'énumération des malades soignés et, en face de leurs noms, le total de la dépense occasionnée par chacun d'eux ; enfin, l'addition de tous ces totaux.

Art. 24. — Chaque assisté doit, dès le début de la maladie pour laquelle il a recours à l'Assistance gratuite, désigner le médecin dont il désire recevoir les soins et il ne le peut changer qu'avec l'autorisation du Président de la Commission du Bureau d'assistance.

Art. 25. — Les sages-femmes sont chargées du service des accouchements. Le médecin ne peut être appelé que sur la demande de la sage-femme qui a constaté la nécessité de son intervention. Elles ne pourront prescrire que les médicaments prévus par la loi en vigueur.

IV. — Comptabilité.

Art. 26. — Tous les ans, avant le 15 janvier, les médecins, pharmaciens et sages-femmes doivent, sous peine de déchéance de leurs droits, remettre aux Maires, qui leur en donnent reçu et les transmettent à la préfecture, leurs mémoires accompagnés des *bons* détachés par eux des *livrets d'assistés,* pour les médecins et sages-femmes, et, pour les pharmaciens, les feuilles d'ordonnances relatives à l'année écoulée. Ces pièces sont, au préalable, soumises par les Maires aux Bureaux d'assistance, qui formulent des observations s'il y a lieu.

Art. 27. — Une Commission centrale de vérification siégeant au chef-lieu du département, composée de trois docteurs en médecine et de trois pharmaciens, présidée par un délégué de l'Administration, est chargée de reviser les mémoires des médecins, pharmaciens et sages-femmes, et, en cas d'insuffisance de crédit, de procéder à une réduction proportionnelle qui ne pourra pas, pour les pharmaciens, dépasser 20 % du tarif réduit.

Aucun mémoire n'est payé avant que la Commission n'ait terminé son travail de revision et sans son approbation.

Art. 28. — Les membres de la Commission de vérification sont nommés par le Préfet pour trois ans. Ils sont pris :

1° Les trois médecins sur une liste de six noms, proposée par les médecins à la suite d'un vote sous pli cacheté, auquel peuvent prendre part tous les médecins du département qui veulent bien collaborer au Service médical :

2° Les trois pharmaciens sur une liste de six noms proposée par les pharmaciens dans les mêmes conditions.

Art. 29. — Le prix des soins médicaux est fixée comme suit :

1 fr. par visite, dans l'agglomération et un périmètre de 1 kilomètre de rayon, plus 0 fr. 50 c. par kilomètre (sans retour), la distance kilométrique étant celle qui existe entre le domicile du médecin le plus voisin et le domicile de l'indigent. Toute fraction inférieure à cinq hectomètres est négligée et toute fraction supérieure à ce chiffre comptée pour un kilomètre. Dans le cas de deux ou plusieurs visites à des indigents donnant lieu à un déplacement, l'indemnité kilométrique ne sera allouée qu'une seule fois et calculée sur la plus longue distance.

0 fr. 50 c. par consultation.

Les autres soins, petites ou grandes opérations, accouchements simples ou laborieux, sont rémunérées d'après un tarif spécial arrêté, tous les trois ans, par le Préfet, sur la proposition de la Commission de vérification et après avis du Conseil général.

Les visites ou les consultations qui accompagnent ces soins ne donnent lieu à aucune rémunération. Il sera tenu compte seulement de la distance kilométrique parcourue.

1° Seront rémunérés les soins tels que : pointes de feu, injection hypodermique, vaccination isolée, ventouses, extraction de dent, ouverture d'abcès superficiel, cathétérisme répété, à raison de........ 1 f »

2° Examen au spéculum (1re fois), pansements utérins, tamponnements, cathétérisme vésical (1re fois), reduction de hernie, saignée........ 2 »

3° Ouverture d'abcès profonds, phlegmons diffus, ponction d'ascite, thoracenthèse, ligature simple d'artère, injection de sérum........ 5 »

4° Réduction de luxation, réduction de fracture simple et pose de premier appareil. 10 »

5° Chloroformisation, assistance d'un confrère pour une opération........ 15 »

6° Trachéotomie, hernie étranglée, cure radicale de hernie, fractures compliquées et pose de premier appareil, empyème, petites amputations........ 20 »

7° { Accouchement simple........ 15 »
{ Application de forceps, version, accouchement artificiel........ 20 »

8° Opération de haute chirurgie : grandes amputations, laporotomies (opération césarienne), symphyséotomie, etc........ de 30 à 50 »

Toutes ces opérations doivent être mentionnées sur le bon de visites et faire l'objet sur les mémoires des médecins et sages-femmes, d'indications précises et suffisamment détaillées pour être facilement appréciées par la Commission de vérification.

Le prix des visites de nuit est double de celui des visites de jour, le tarif kilométrique est également doublé : les heures de nuit sont fixées de 9 heures du soir à 5 heures du matin.

Le tarif des médicaments est celui annexé au présent Règlement.

Les ordonnances présentées pendant la nuit subiront une augmentation de 0 fr. 50 c.

Art. 30. — La rétribution allouée aux sages-femmes est de 8 fr. pour chaque accouchement, y compris les soins à donner à l'accouchée. Dans aucun cas, cette rétribution ne peut être réduite ; mais les sages-femmes n'auront droit à aucune indemnité kilométrique.

Art. 31. — Les communes qui seront admises au régime de l'article 35 de la loi du 15 juillet 1893 continueront à recevoir du département la même subvention que par le passé.

V. — Assistance hospitalière.

Art. 32. — La loi du 15 juillet 1893, ne dérogeant pas à l'article 1er de la loi du 7 août 1851, les établissements hospitaliers continueront à recevoir et à soigner gratuitement les individus privés de ressources qui tombent malades dans la commune, siège de l'établissement hospitalier.

Art. 33. — Les communes qui, n'ayant pas d'hôpitaux, ont droit, par suite de fondations ou de legs, à l'hospitalisation de leurs malades ou blessés dans un hôpital situé en dehors de leur territoire seront assimilées aux communes qui possèdent un hôpital. En conséquence, le département n'aura pas à intervenir dans les frais d'hospitalisation dans ces hôpitaux de leurs malades ou blessés nécessiteux.

Toutefois, si le nombre des malades ou blessés nécessiteux hospitalisés par la commune excède celui des lits dont elle dispose, le concours du département lui sera acquis pour le payement de la dépense résultant de cette insuffisance de ressources hospitalières.

Art. 34. — Le territoire de la Loire-Inférieure est divisé en circonscriptions hospitalières conformément au tableau annexé au présent Règlement.

Art. 35. — Lorsqu'un malade, qui ne se trouve pas dans le cas prévu par l'article 1er de la loi du 7 août 1851, ne peut être soigné à domicile et doit être placé dans un établissement hospitalier, l'admission de ce malade n'a lieu que sur la production :

1° D'un certificat constatant que le malade est inscrit sur la liste d'assistance ou de la note du Président du Bureau d'assistance, attestant qu'il a été l'objet d'une décision d'admission d'urgence ;

2° D'un certificat du médecin de l'Assistance indiquant la nature de la maladie et les raisons pour lesquelles il y a impossibilité de soigner utilement le malade à domicile. Ce certificat devra mentionner l'hôpital sur lequel le malade doit être dirigé ;

3° De l'autorisation du Préfet.

En cas d'extrême urgence, le Maire peut autoriser l'admission, sauf à en référer immédiatement au Préfet, qui statue.

Les femmes en couches seront assimilées aux malades et devront être admises par les hôpitaux dans les mêmes conditions ; elles seront soignées dans des salles spéciales.

Art. 36. — D'une manière générale, la durée du séjour à l'hôpital est fixée à deux mois au maximum.

Exceptionnellement, l'autorité préfectorale peut accorder une prolongation.

Art. 37. — Lorsqu'un malade ou un blessé, hospitalisé aux frais communs du département et des communes, aura séjourné deux mois dans un établissement hospitalier, la Commission administrative devra porter le fait à la connaissance du Préfet, sous peine de perdre le bénéfice du concours du département et des communes pour le séjour prolongé au delà de deux mois.

Art. 38. — Pour assurer le Service (maladies curables et opérations dites de haute chirurgie), le Conseil général inscrit chaque année, au budget, la somme nécessaire au traitement des malades ayant leur domicile de secours dans le département ainsi qu'à celui des malades étrangers.

Art. 39. — La part contributive des communes, calculée d'après le produit des quatre contributions directes, est fixée comme ci-après :

Les communes ayant 100,000 fr. de principal paieront 50 % de la dépense.

Les communes ayant 50,000 fr. de principal paieront 25 % de la dépense.

Les communes ayant 20,000 fr. de principal paieront 20 % de la dépense.

Les communes ayant 5,000 fr. de principal paieront 17 % de la dépense.

Les communes ayant 1,000 fr. de principal paieront 14 % de la dépense.

Les communes ayant 500 fr. de principal paieront 10 % de la dépense.

Art. 40. — MM. les administrateurs dresseront fin avril et fin décembre les états de dépenses et le montant sera encaissé par le Trésorier-Payeur général au compte des cotisations municipales et payé aux hospices en vertu d'un seul mandat délivré par le Préfet.

Les frais d'hospitalisation seront calculés d'après le prix de journée établi en exécution de la circulaire préfectorale du 10 mars 1885 (*Recueil des Actes administratifs* de la préfecture n° 4, pages 26 à 30.)

Art. 41. — Le jour de *l'entrée* des malades à l'hôpital sera admis dans le décompte de la dépense ; celui de la *sortie* ne sera pas compté.

VI. — Dispensaires.

Art. 42. — Autant que possible chaque commune ou syndicat de commune est pourvu d'un dispensaire où des consultations gratuites sont données, à jour fixe, à tout malade justifiant de son inscription sur la liste d'assistance. Les malades y reçoivent les soins que comporte leur état.

Le médecin du Service est tenu de se rendre au Dispensaire aux jours et heures fixés par le Préfet.

Le médecin est nommé par l'Administration préfectorale, sur la proposition du Bureau d'assistance ou des bureaux d'Assistance syndiqués.

Le prix de la consultation est de 0 fr. 50 c. Elle est gratuite pour l'assisté.

Art. 43. — Une instruction spéciale concernant l'organisation et le fonctionnement des dispensaires sera adressée ultérieurement à MM. les Maires.

INDICATION DES HOSPICES

auxquels sont rattachées les communes du département pour le traitement de leurs malades indigents.

NOMS des communes.	NOMS des hospices.	NOMS des communes.	NOMS des hospices.
Ancenis	Ancenis.	Issé	Châteaubriant.
Anetz	Id.	La Meilleraye	Id.
Mésanger	Id.	Grand-Auverné	Id.
Pouillé	Id.	Louisfert	Id.
Saint-Géréon	Id.	Rougé	Id.
Saint-Herblon	Id.	Fercé	Id.
Varades	Id.	Noyal	Id.
Chapelle-Saint-Sauveur	Id.	Soulvache	Id.
La Rouxière	Id.	Soudan	Id.
Montrelais	Id.	Villepot	Id.
Saint-Mars-la-Jaille	Id.	Saint-Julien-de-Vouvantes	Id.
Bonnœuvre	Id.	Erbray	Id.
Maumusson	Id.	Juigné-des-Moutiers	Id.
Saint-Sulpice-des-Landes	Id.	La Chapelle-Glain	Id.
Couffé	Id.	Petit-Auverné	Id.
Mouzeil	Id.	Treffieux	Id.
Teillé	Id.	Abbaretz	Id.
Ligné	Id.	Casson	Id.
Riaillé	Id.	Héric	Id.
Belligné	Id.	Les Touches	Id.
Joué-sur-Erdre	Id.	Nozay	Id.
Le Cellier	Id.	Petit-Mars	Id.
Le Pin	Id.	Puceul	Id.
Pannecé	Id.	Saffré	Id.
Trans	Id.	Saint-Mars-du-Désert	Id.
Vritz	Id.	Vay	Id.
Le Gâvre	Blain.	Boussay	Clisson.
Blain	Id.	Gétigné	Id.
Conquereuil	Id.	Gorges	Id.
Marsac	Id.	Monnières	Id.
Bouvron	Id.	Saint-Hilaire-du-Bois	Id.
Fay	Id.	Saint-Lumine-de-Clisson	Id.
Notre-Dame-des-Landes	Id.	Clisson	Id.
Chéméré	Bourgneuf-en-Retz.	Aigrefeuille	Id.
Bourgneuf	Id.	La Planche	Id.
Fresnay	Id.	Maisdon	Id.
Les Moutiers	Id.	Montbert	Id.
La Bernerie	Id.	Remouillé	Id.
Saint-Hilaire-de-Chaléons	Id.	Vieillevigne	Id.
Chantenay	Chantenay.	Vallet	Id.
Ruffigné	Châteaubriant.	Le Pallet	Id.
Saint-Aubin-des-Châteaux	Id.	La Regrippière	Id.
Derval	Id.	La Chapelle-Heulin	Id.
Châteaubriant	Id.	Mouzillon	Id.
Jans	Id.	Le Pouliguen	Le Croisic.
Lusanger	Id.	Le Croisic	Id.
Mouais	Id.	Montoir	Donges.
Saint-Vincent-des-Landes	Id.	Donges	Id.
Sion	Id.	Saint-Joachim	Id.
Moisdon-la-Rivière	Id.	Crossac	Guérande.

NOMS des communes.	NOMS des hospices.
Guérande	Guérande.
Escoublac	Id.
Mesquer	Id.
Piriac	Id.
Saint-André-des-Eaux	Id.
Saint-Molf	Id.
La Turballe	Id.
Herbignac	Id.
Assérac	Id.
La Chapelle-des-Marais	Id.
Saint-Lyphard	Id.
Batz	Id.
Le Landreau	Le Loroux.
Le Loroux	Id.
La Boissière	Id.
Barbechat	Id.
La Chapelle-Basse-Mer	Id.
La Remaudière	Id.
Saint-Julien-de-Concelles	Id.
La Marne	Machecoul.
Machecoul	Id.
Paulx	Id.
Saint-Etienne-de-Mer-Morte	Id.
Saint-Mars-de-Coutais	Id.
Saint-Même	Id.
Saint-Philbert-de-Grand-Lieu	Id.
Saint-Lumine-de-Coutais	Id.
Saint-Sébastien	Nantes.
Saint-Herblain	Id.
Indre	Id.
Bouaye	Id.
Bouguenais	Id.
Brains	Id.
Pont-Saint-Martin	Id.
Rezé	Id.
Saint-Aignan	Id.
Saint-Leger	Id.
Carquefou	Id
Doulon	Id.
Mauves	Id.
Sainte-Luce	Id.
Thouaré	Id.
La Chapelle-sur-Erdre	Id.
Grandchamp	Id.
Orvault	Id.
Sautron	Id.
Sucé	Id.
Treillières	Id.
Vertou	Id.
Les Sorinières	Id.
Basse-Goulaine	Id.
Châteauthébaud	Id
Haute-Goulaine	Id.
La Haie-Fouassière	Id.
Saint-Fiacre	Id.
La Chevrolière	Id
Le Bignon	Id.
Le Pellerin	Id.
Couëron	Nantes.
Nort	Nort.
Oudon	Oudon.
Corsept	Paimbœuf.
Saint-Brévin	Id.
Cheix	Id.
Port-Saint-Père	Id.
La Montagne	Id.
Rouans	Id.
Vue	Id.
Saint-Jean-de-Boiseau	Id.
Sainte-Pazanne	Id.
Saint-Père-en-Retz	Id.
Frossay	Id.
Saint-Viaud	Id.
Paimbœuf	Id.
Pornic	Pornic.
Arthon-en-Retz	Id.
La Plaine	Id.
Le Clion	Id.
Saint-Michel-Chef-Chef	Id.
Sainte-Marie	Id.
Chauvé	Id.
Saint-Nicolas-de-Redon	Redon (Ille-et-Vilaine).
Avessac	Id.
Fegréac	Id.
Plessé	Id.
Masserac	Id.
Guémené	Id.
Pierric	Id.
Campbon	Savenay.
Sainte-Anne-de-Campbon	Id.
La Chapelle-Launay	Id.
Malville	Id.
Quilly	Id.
Saint-Etienne-de-Mont-Luc	Id.
Bouée	Id.
Lavau	Id.
Prinquiau	Id.
Cordemais	Id.
Vigneux	Id.
Missillac	Id.
Le Temple	Id.
Besné	Id.
Drefféac	Id.
Guenrouët	Id.
Pontchâteau	Id.
Saint-Gildas-des-Bois	Id.
Sainte-Reine	Id.
Sévérac	Id.
Savenay	Id.
Saint-Étienne-de-Corcoué	St-Étienne-de-Corcoué.
Saint-Jean-de-Corcoué	Id.
Touvois	Id.
Saint-Colombin	Id.
La Limouzinière	Id.
Legé	Id.

PRÉFACE

Ce Tarif comprend quatre parties :

La première est consacrée aux manipulations qu'exige la confection des préparations magistrales exécutées par les pharmaciens ;

La seconde comprend les substances simples et les médicaments officinaux habituellement prescrits ;

La troisième et la quatrième partie sont réservées aux objets de pansement et aux articles désignés en pharmacie sous le nom d'accessoires.

Une nomenclature nouvelle a été adoptée pour le Tarif. C'est celle qui a été établie par l'Association générale des Pharmaciens de France. Elle est assez complète pour comprendre les médicaments nouveaux entrés dans la pratique médicale. Cette nomenclature n'est pas limitative. Les prix des médicaments sont les mêmes que dans l'ancien Tarif. Quant à ceux des médicaments non portés au Tarif, ils seront fixés par la Commission de vérification.

Sont prohibés de la façon la plus absolue et ne seront pas payés les produits suivants :

Les spécialités pharmaceutiques et les médicaments spécialisés ;

Les eaux minérales naturelles ;

L'eau dentifrice dite de Botot, l'eau de Cologne et les produits du même ordre ;

Les élixirs de Garus, de pepsine, de coca, de kola, etc.;

Les granulés divers (glycérophosphate de chaux granulé, kola granulée, etc.) ;

Les pâtes de guimauve, jujubes et autres et les pastilles non portées au Tarif ;

Les sirops prescrits isolément, par pur agrément (groseille, cerise, orgeat, etc).

Lorsque les médicaments suivants seront prescrits, il ne sera payé que :

Pour l'eau de sedlitz artificielle, la quantité de sulfate de magnésie ***correspondante ;***

Pour la limonade purgative, la quantité de citrate de magnésie ***correspondante ;***

Pour le looch aux amandes, une potion gommeuse de même quantité ;

Il ne pourra être prescrit dans les mélanges ou à l'état de vins médicamenteux que du vin rouge ou blanc ordinaire.

Dans le cas où d'autres vins seraient ordonnés (Grenache, Malaga, Frontignan, etc.), il ne sera payé que la quantité correspondante au vin ordinaire.

Le présent Tarif ne comporte plus de quantités maxima ; le médecin sera libre de prescrire les quantités jugées par lui nécessaires.

Les quantités les plus usuelles ont été seules taxées. Pour les quantités non portées au Tarif, la taxation sera établie conformément aux règles suivantes :

1° ***Le prix de toute quantité non portée au Tarif est fixé proportionnellement à celui de la quantité immédiatement inférieure et ne doit jamais dépasser celui de la quantité supérieure.***

1er *exemple :* soit à tarifer 150 grammes d'acide borique, le prix de 100 grammes étant 50 centimes, on compte 75 centimes.

2° *exemple :* soit à tarifer 20 grammes d'acide borique, le prix de 10 grammes étant 10 centimes, on devrait avoir 20 centimes, mais le prix de 30 grammes étant seulement 15 centimes, on ne compte que 15 centimes.

2° ***Les fractions de 5 centimes sont négligées quand elles sont inférieures à 3 centimes, à 3 et 4 centimes sont cotées comme 5 centimes.***

Les ordonnances présentées dans les pharmacies pendant ***la nuit*** subiront une augmentation de **50 centimes.**

Les contenants devront toujours être fournis par les malades ; ils ne seront payés dans aucun cas.

Les analyses qualitatives d'urine continueront d'être faites à titre gratuit.

I. — TARIF DES MANIPULATIONS

pour les préparations magistrales.

Le prix d'un médicament s'obtient en ajoutant, s'il y a lieu, au prix de la ou des substances qui entrent dans sa composition, le prix de la ou des manipulations effectuées spécialement pour le préparer.

1° EMPLATRES.

Le produit de la longueur d'un emplâtre multipliée par sa largeur, représente sa surface, et c'est d'après cette surface que les emplâtres sont taxés, conformément au tableau ci-dessous.

Si l'emplâtre doit être additionné, saupoudré, recouvert ou arrosé d'une substance quelconque, on ajoute, au prix fixé par le tableau, le prix de cette substance, plus 10 centimes pour cette manipulation spéciale. Par exception, le prix de la substance compris, il n'est compté que 5 centimes pour saupoudrer de camphre un vésicatoire, et 10 centimes pour le camphrer et le recouvrir d'un papier huilé.

Il est compté 5 centimes pour munir un emplâtre de bandes de sparadrap.

SURFACE EXPRIMÉE EN CENTIMÈTRES CARRÉS.			EMPL. DE POIX de Bourgogne.	EMPL. DE CIGUË EMPL. DE THAPSIA EMPL. DE VIGO	EMP. VÉSICATOIRE	EMP. VÉSICATOIRE rose au cantharidate de soude.
0 à 9........	Exemple.	3cm × 3cm	....	....	0 fr. 10	
10 à 25........	—	5cm × 5cm	....	0 fr. 20	0 20	0 fr. 30
26 à 36........	—	6cm × 6cm	0 fr. 25	0 25	0 30	0 40
37 à 64........	—	8cm × 8cm	0 25	0 30	0 40	0 50
65 à 100........	—	10cm × 10cm	0 30	0 40	0 50	0 70
101 à 120........	—	10cm × 12cm	0 30	0 50	0 60	0 80
121 à 144........	—	12cm × 12cm	0 35	0 60	0 70	0 90
145 à 168........	—	12cm × 14cm	0 35	0 70	0 80	1 »
169 à 196........	—	14cm × 14cm 13cm × 15cm	0 40	0 80	0 90	
197 à 210........	—	14cm × 15cm	0 40	0 90	1 »	
211 à 225........	—	15cm × 15cm 12cm × 18cm	0 40	1 »	1 10	
226 à 250........	—	15cm × 16cm	0 40	....	1 20	
251 à 270........	—	16cm × 16cm 15cm × 18cm	0 50	....	1 30	
271 à 300........	—	15cm × 20cm	0 50	....	1 40	

Emplâtres avec extraits ou sur formule spéciale, préparés sur peau blanche ou sur sparadrap.

Le prix de la masse emplastique est établi en additionnant le prix des composants conformément au tarif, à raison de 20 centigrammes de masse emplastique environ par centimètre carré, et en y ajoutant le prix de la peau blanche ou du sparadrap employé et un prix de manipulation de :

25 centimes pour un emplâtre de 25 centimètres carrés et au-dessous.
40 — 26 à 100 centimètres carrés.
50 — 101 centimètres carrés et au-dessus.

L'adjonction d'une bordure de diachylum augmente d'un quart le prix de l'emplâtre.

Emplâtres ou mouches d'opium.

Le prix en est établi comme ci-dessus. S'il n'est spécifié aucune dimension, la mouche d'opium est tarifée 50 centimes.

2° BOLS. — GRANULES. — PILULES.

La préparation d'une masse pilulaire et sa division sont tarifées comme il suit, en outre du prix des substances :

Pour la préparation de la masse pilulaire.................... 20 centimes.

Pour la division :

Par pilule, jusqu'à 10.. 02
Pour chacune de celles comprises entre 10 et 50.............. 015
Pour chacune de celles au delà de 50......................... 01

Exemple. — Pour la préparation de pilules nos	5	20	30	50	100
Il est compté...........	30 c.	55 c.	70 c.	1 fr. »	1 fr 50

Lorsque les bols, granules ou pilules doivent être toluifiés ou argentés, ce prix de manipulation est augmenté à raison de 1 centime par pilule ; il est doublé si l'on doit les gélatiniser.

NOTA. — Sont compris dans le prix de manipulation, le miel, les sirops, la poudre de guimauve ou de réglisse, le savon et tous autres excipients de faible valeur, à moins que la quantité nécessaire ne soit notable.

Les extraits, les poudres, les sirops de valeur assez élevée ou employés en quantité notable, sont comptés en plus.

3° PAQUETS.

La division d'une poudre en paquets est tarifée comme il suit, d'après le nombre des paquets, en outre du prix des substances :

Par paquet, jusqu'à 10.. 02 centimes.
Pour chacun de ceux compris entre 10 et 50................... 015
Pour chacun de ceux au delà de 50............................ 01

Exemple. — Pour la préparation de paquets nos	5	20	30	50	100
Il est compté.............	10 c.	35 c.	50 c.	80 c.	1 fr. 30

Si la substance mise en paquets est une poudre composée, on ajoute 20 centimes au chiffre obtenu.

4° CACHETS.

La division d'une poudre et sa mise en cachets est tarifée comme il suit, d'après le nombre des cachets, y compris la valeur des rondelles de pain azyme, mais non compris le prix des substances :

Par cachet, jusqu'à 10 .... 03 centimes.
Pour chacun de ceux au delà de 10 02

Exemple.	Pour la préparation de cachets n^{os}	5	20	30	50	100
	Il est compté	15 c.	50 c.	70 c.	1 fr. 10	2 fr. 10

Si la substance mise en cachets est une poudre composée, on ajoute 20 centimes au chiffre obtenu.

5° DÉCOCTIONS. — INFUSIONS. — LIXIVIATIONS. — MACÉRATIONS.

Jusqu'à 100 grammes .... 20 centimes.
De 101 à 250 grammes 25
De 251 à 500 grammes 40
De 501 à 1,000 grammes 60

NOTA. — A moins d'indication spéciale, la dose de principe actif, dont le prix est compté en plus du prix de manipulation, est, conformément au Codex, de 2 grammes par 100 grammes pour les feuilles et les fleurs, et de 4 grammes par 100 grammes pour les bois, les écorces et les racines.

6° COLLUTOIRES. — COLLYRES. — ÉLECTUAIRES. — GARGARISMES. — GLYCÉROLÉS. — INJECTIONS. — JULEPS. — LAVEMENTS. — LINIMENTS. — LOOCHS COMPOSÉS. — LOTIONS. — MÉLANGES. — MIXTURES. — OPIATS. — POMMADES. — POTIONS. — POUDRES COMPOSÉES. — SOLUTIONS.

Au prix des substances, on ajoute un prix de manipulation de 20 centimes, mais seulement dans le cas où il y a manipulation réelle, telle que l'emploi du mortier, du feu ou du filtre.

Le prix de manipulation pour décoction, infusion, lixiviation ou macération, est compté en plus, dans le cas où l'une ou l'autre de ces opérations est nécessaire.

7° ÉMULSIONS.

Au prix des substances, on ajoute un prix fixe de manipulation de 40 centimes.

8° SUPPOSITOIRES COMPOSÉS.

Au prix des substances, on ajoute un prix fixe de manipulation calculé comme il suit, d'après le nombre des suppositoires :

Par suppositoire, jusqu'à 5 .... 20 centimes.
Pour chacun de ceux compris entre 5 et 10 15
Pour chacun de ceux au delà de 10 10

Exemple.	Pour la préparation de suppositoires n^{os}	5	10	15	20
	Il est compté	1 fr. »	1 fr 75	2 fr. 25	2 fr. 75

II. — TARIF DES SUBSTANCES SIMPLES

ET DES

MÉDICAMENTS OFFICINAUX

DÉNOMINATION DES MÉDICAMENTS	QUANTITÉS DIVERSES	PRIX	QUANTITÉS DIVERSES	PRIX	0.10 gr.	0.50 gr.	1 gr.	5 gr.	10 gr.	30 gr.	100 gr.	250 gr.	500 gr.
A													
Absinthe, feuilles mondées									0.05	0.15	0.30		
— maritime, d° (sanguenitte)									0.05	0.15	0.30		
Acétanilide (antifébrine)						0.10	0.15	0.60					
Acétate d'ammoniaque							0.05	0.10	0.20	0.30			
— de morphine	jusq. 0g 05	0.15			0.20	0.50	1. »						
— de plomb crist.									0.10	0.20			
— (sous) — liquide									0.05	0.10	0.25	0.50	1. »
— de potasse							0.05	0.10	0.20	0.30			
Acetphénétidine (phénacétine)						0.20	0.40	1.25	2. »				
Acide acétique cristallisable							0.05	0.10	0.20	0.50			
— arsénieux pulvérisé	jusq. 1 gr	0.20					0.20	0.30					
— azotique pur								0.10	0.15	0.25			
— — alcoolisé (alcool nitrique, esprit de nitre dulcifié)							0.05	0.10	0.15				
— benzoïque						0.05	0.10	0.50	0.75	1.50			
— borique								0.05	0.10	0.15	0.50	0.75	1.50
— — pulvérisé							0.05	0.10	0.15	0.30	0.75		
— chlorhydrique							0.05	0.10	0.15	0.40			
— chromique cristallisé						0.20	0.30	1. »					
— chromique (solution à P. E.)							0.15	0.60	1. »				
— chrysophanique					0.20	0.30	0.40	1.50					
— citrique pulvérisé								0.05	0.10	0.30			
— cyanhydrique médicinal							0.25	0.75					
— gallique						0.10	0.15	0.50					
— lactique						0.10	0.15	0.60	1. »	2. »			
— nitrique pur								0.10	0.15	0.25			
— phénique absolu ou neige (phénol absolu)							0.10	0.25	0.40	0.80			
— phénique cristallisé								0.05	0.10	0.30	1. »		
— — liquide à P. E. (alcool ou glycérine)									0.10	0.30	0.80	1.60	
— — lique brun (phénol ordinaire p[r] désinfection)	le kil.	2. »								0.15	0.30	0.60	1. »
— phosphorique officinal							0.20	0.50	0.80				
— picrique							0.10	0.40	0.75				
— pyrogallique						0.10	0.20	0.75	1.20				
— salicylique pur							0.05	0.25	0.50	1.50			

DÉNOMINATION DES MÉDICAMENTS	QUANTITÉS DIVERSES	PRIX	QUANTITÉS DIVERSES	PRIX	0.10 gr.	0.50 gr.	1 gr.	5 gr.	10 gr.	30 gr.	100 gr.	250 gr.	500 gr.
Acide sulfurique pur									0.10	0.20	0.50		
— — alcoolisé (eau de Rabel)							0.05	0.10	0.15	0.30			
— tannique (tannin)							0.05	0.15	0.25	0.60	1.50		
— tartrique pulvérisé								0.05	0.10	0.30			
— thymique cristal. (thymol)						0.10	0.20	0.75	1.50				
Aconit pulv. (feuilles ou racines)							0.10						
Aconitine amorphe	0g 05	0.75	jusq. 0g.01	0.20	1. »								
— cristallisé	0g 05	1. »	id.	0.30	1.50								
Agaric blanc pulvérisé							0.05	0.20	0.40				
— de chêne (amadou)								0.10	0.15	0.40	1.20		
Agaricine					0.20	0.75	1. »						
Alcali volatil (ammoniaque liq.)									0.05	0.10	0.25	0.50	
Alcool à 90°	litre.	3. »	1/2 lit.	1.50				0.05	0.10	0.20	0.50	1.25	2. »
— à 60°	id.	2.50	id.	1.25				0.05	0.10	0.15	0.40	1. »	1.50
— camphré fort	id.	4. »	id.	2. »				0.05	0.10	0.20	0.50	1.25	2.25
— — faible (eau-de-vie camphrée)	id.	2.50	id.	1.25				0.05	0.10	0.15	0.30	0.75	1.50
— nitrique (acide nitrique alcoolisé)							0.05	0.10	0.15				
— sulfurique (eau de Rabel)							0.05	0.10	0.15	0.30			
Alcoolat de cochléaria								0.10	0.15	0.40	1. »		
— de Fioravanti								0.10	0.15	0.40	1. »	2. »	4. »
— de lavande							0.05	0.10	0.15	0.40	1. »		
— de mélisse composé							0.05	0.10	0.15	0.40	1. »		
— de menthe							0.05	0.10	0.15	0.40	1. »		
— de romarin							0.05	0.10	0.15	0.40	1. »		
— vulnéraire							0.05	0.10	0.15	0.40	1. »		
Alcoolatures : aconit, belladone, datura et autres plantes indigènes (drosera excepté)							0.05	0.15	0.25	0.75			
— de drosera							0.10	0.40	0.60	1.50			
Aloès pulvérisé								0.05	0.10	0.30			
Alun pulvérisé									0.05	0.15	0.25	0.50	
— calciné								0.05	0.10	0.25			
Amadou								0.10	0.15	0.40	1.20		
Amidon pulvérisé ou entier	le kil.	1.20							0.05	0.10	0.15	0.35	0.60
Ammoniaque (alcali volatil)									0.05	0.10	0.25	0.50	
Analgésine (antypirine)						0.10	0.20	1. »	1.75				
Angélique, semences								0.05	0.10	0.20			
Anis vert, semences									0.05	0.15	0.35		

DÉNOMINATION DES MÉDICAMENTS	QUANTITÉS DIVERSES	PRIX	QUANTITÉS DIVERSES	PRIX	0.10 gr.	0.50 gr.	1 gr.	5 gr.	10 gr.	30 gr.	100 gr.	250 gr.	500 gr.
Anis vert pulvérisé							0.05	0.10	0.15	0.40			
— étoilé (badiane)								0.05	0.10	0.20			
— — pulvérisé							0.05	0.15	0.20	0.50			
Antifébrine (acétanilide)							0.10	0.15	0.60				
Antimoine diaphorétique (oxyde blanc d'antimoine)						0.05	0.10	0.50					
Antipyrine (analgésine)						0.10	0.20	1. »	1.75				
Apiol liquide						0.25	0.40	1.50					
Aristol (thymol bi-iodé)					0.05	0.15	0.30	1.25	2.50				
Armoise (feuilles mondées)									0.05	0.15	0.35		
Arséniate de fer					0.10	0.15	0.25	0.75					
— de soude					0.10	0.15	0.25	0.75	1. »				
— de strychnine					0.50	1. »	1.50						
Arsénites (mêmes prix que les arséniates).													
Asa fœtida pulvérisé							0.05	0.10	0.15				
Asperge, racine coupée									0.05	0.15	0.35		
Atropine et ses sels	jusq. 0 g.05	0.40			0.60								
Aunée, racine									0.05	0.15	0.35		
Axonge lavée, benzoïnée ou populinée									0.05	0.10	0.30	0.75	
Azotate d'aconitine	0.05	1. »	jusq. 0 g.01	0.30	1.50								
— d'argent cristall. ou fondu					0.10	0.15	0.25	1. »	2. »				
— (sous-) de bismuth							0.05	0.25	0.50	1.20			
— (sous-) de mercure (turbith nitreux)						0.10	0.20	0.60	1. »				
— (deuto-) de mercure (nitrate acide de mercure)							0.05	0.15	0.20				
— de pylocarpine	0.05	0.40	jusq. 0 g.01	0.30	0.60	3. »	5. »						
— de potasse (sel de nitre) pulvérisé								0.05	0.10	0.15			

B

DÉNOMINATION DES MÉDICAMENTS	QUANTITÉS DIVERSES	PRIX	QUANTITÉS DIVERSES	PRIX	0.10 gr.	0.50 gr.	1 gr.	5 gr.	10 gr.	30 gr.	100 gr.	250 gr.	500 gr.
Badiane								0.05	0.10	0.20			
— pulvérisée							0.05	0.15	0.20	0.50			
Bain sulfureux (trisulfure sec)	le bain	0.25											
Baume du Commandeur								0.05	0.10	0.25	0.75		
— de copahu								0.10	0.20	0.40	1.20		

DÉNOMINATION DES MÉDICAMENTS	QUANTITÉS DIVERSES	PRIX	QUANTITÉS DIVERSES	PRIX	0.10 gr.	0.50 gr.	1 gr.	5 gr.	10 gr.	30 gr.	100 gr.	250 gr.	500 gr.
Baume de Fioravanti								0.10	0.15	0.40	1. »	2. »	4. »
— nerval								0.20	0.30	0.80	2. »		
— opodeldoch solide	flacon	1. »	1/2 fl.	0.50									
— — liquide									0.30	0.50	1.50	3. »	
— du Péron						0.10	0.15	0.60	1. »				
— de tolu							0.10	0.25	0.50				
— tranquille								0.05	0.10	0.20	0.60	1.20	
Belladone, feuilles mondées									0.10	0.20	0.50		
— pulv. (feuilles ou racine.							0.05	0.20					
Benjoin pulvérisé						0.05	0.10	0.20	0.30				
Benzoate d'ammoniaque						0.10	0.15	0.50	1. »				
— de chaux						0.10	0.15	0.50	1. »				
— de fer						0.10	0.15	0.50	1. »				
— de lithine						0.10	0.15	0.50	1. »				
— de magnésie						0.10	0.15	0.50	1. »				
— de potasse						0.10	0.15	0.50	1. »				
— de soude						0.10	0.15	0.50	1. »	2. »			
Benzonaphtol						0.05	0.10	0.50	1. »	2. »			
Bétol (salicylate de β-naphtol)						0.15	0.25	1. »	1.75				
Beurre de cacao								0.10	0.15	0.40	1. »		
— de muscades							0.10	0.25	0.40	1. »			
Bicarbonate de potasse							0.05	0.10	0.20	0.50			
— de soude									0.05	0.10	0.20	0.40	0.75
Bichlorures. (*Voir* Chlorures.)													
Biiodures. (*Voir* Iodures.)													
Biphosphate de chaux (phosphate monobasique) cristallisé							0.05	0.15	0.25	0.60			
— — en solution à 3 °/o	litre.	2. »									0.40	0.60	1. »
Bleu de méthylène						0.15	0.25	1. »	2. »				
Borate de soude (borax) pulvér.	le kil.	2.50						0.05	0.10	0.15	0.40	1. »	1.50
Bourgeons de ronces									0.05	0.15	0.35		
— de sapin									0.05	0.15	0.35		
Bourrache, feuilles									0.05	0.15	0.35		
— fleurs								0.05	0.10	0.20	0.60		
Bromhydrates. (*Voir* Bromures.)													
Bromoforme						0.20	0.30	1. »					
Bromure d'ammonium							0.05	0.20	0.40	1. »			
— de caféine					0.10	0.20	0.40	1.25					
— de calcium						0.05	0.10	0.25	0.50	1. »			
— de camphre (camphre monobromé)						0.10	0.20	0.75	1.50				

DÉNOMINATION DES MÉDICAMENTS	QUANTITÉS DIVERSES	PRIX	QUANTITÉS DIVERSES	PRIX	0.10 gr.	0.50 gr.	1 gr.	5 gr.	10 gr.	30 gr.	100 gr.	250 gr.	500 gr.
Extrait de valériane						0.05	0.10	0.50					
Extraits fluides représentant leur poids de substance.													
Extrait fluide de cascara sagrada							0.10	0.50	0.90	1.80			
— de coca							0.10	0.40	0.80	1.50			
— de grindelia robusta							0.10	0.50	0.90	2. »			
— d'hamamelis virginica							0.10	0.50	0.90	1.80			
— d'hydrastis canadensis							0.10	0.50	0.90	2. »			
— de kola							0.10	0.40	0.60	1.20			
— de quinquina (formule de Vrij)							0.10	0.40	0.80	1.50			
— de quinquina pour vin	dose pr 1 l.	0.80											
— de viburnum prunifolium							0.10	0.50	0.80	1.50			
F													
Farine de lin	le kil.	0.80								0.05	0.10	0.20	0.40
— de moutarde	id.	1.50								0.05	0.15	0.40	0.75
— de riz	id.	1.50							0.05	0.10	0.20	0.40	0.75
Fécule de pommes de terre	id.	1. »								0.05	0.15	0.35	0.60
Fenouil, semences								0.05	0.10	0.20			
— — pulvérisées							0.05	0.10	0.15	0.40			
Fer, limaille porphyrisée							0.05	0.10	0.20	0.50			
— réduit							0.05	0.15	0.25	0.75			
Fèves de St-Ignace pulvérisées						0.05	0.10						
Fleurs pectorales (espèces pect.)								0.05	0.10	0.20	0.60		
Follicules de séné								0.05	0.10	0.30			
Frêne, feuilles mondées									0.05	0.15	0.35		
Fucus crisp. (carragaheen, mousse perlée)									0.05	0.15	0.40		
G													
Gaïacol cristallisé						0.15	0.25	1. »	2. »				
— liquide						0.10	0.15	0.75	1.25	2.50			
Gallate (sous-) de bismuth (derm.)						0.10	0.20	0.60	1. »	3. »			

DÉNOMINATION DES MÉDICAMENTS	QUANTITÉS DIVERSES	PRIX	QUANTITÉS DIVERSES	PRIX	0.10 gr.	0.50 gr.	1 gr.	5 gr.	10 gr.	30 gr.	100 gr.	250 gr.	500 gr.
Gargarismes (adoucissant, aluné, boraté, détersif et au chlorate de potasse)	la dose	1. »											
Garou, écorces (sainbois)	la paq.	0.50											
Gentiane, racine									0.05	0.15			
— — pulvérisée							0.05	0.10	0.15	0.30			
Gingembre pulvérisé							0.05	0.10	0.20				
Glace	le kil.	0.60											
Glycérine blanche								0.05	0.10	0.15	0.40	0.80	1.50
— pure à 30° pour usage int.								0.05	0.10	0.20	0.50	1. »	2. »
Glycérolé d'amidon								0.10	0.15	0.30	0.75		
— de tannin									0.40	0.60	1. »		
Glycérophosphate de chaux						0.10	0.15	0.50	1. »	2.50			
— de fer						0.15	0.30	1.25	2. »				
— de potasse						0.15	0.30	1.25	2. »				
— de soude						0.15	0.30	1.25	2. »				
Glycochloral (chloralose)					0.20	0.60	1. »						
Gomme adragante pulvérisée						0.05	0.10	0.20					
— ammoniaque pulvérisée							0.05	0.25					
— arabique, pour tisane									0.05	0.15	0.50		
— — pulvérisée								0.05	0.10	0.25			
— gutte pulvérisée						0.05	0.10	0.30					
Goudron de Norwège										0.05	0.15	0.30	0.50
Gouttes amères de Baumé						0.05	0.10	0.25	0.50				
— noires anglaises						0.10	0.15	0.75	1.50				
Graine de lin mondée										0.05	0.10	0.25	0.50
Granules d'acide arsénieux ou de Dioscoride, d'arséniate d'antimoine, de fer ou de soude, à 1 milligramme	les 100	1.50											
	les 50	1. »											
	les 20	0.50											
	les 10	0.30											
— d'aconitine, atropine, digitaline et tous autres glucosides, alcaloïdes et sels d'alcaloïdes à 0g,001, 0g,0025 et 0g,0001	les 100	2. »											
	les 50	1.25											
	les 20	0.60											
	les 10	0.40											
Grenadier, écorche sèche de rac.								0.10	0.15	0.40	1.25		
Gruau	le kil.	1.20								0.05	0.15	0.40	0.60
Guarana (paullinia) pulvérisé						0.10	0.15	0.60					
Guimauve, feuilles										0.50	0.15		
— fleurs								0.05	0.10	0.20	0.60		
— racine									0.05	0.10	0.30	0.70	
— — pulvérisée								0.05	0.10	0.20	0.60		

DÉNOMINATION DES MÉDICAMENTS	QUANTITÉS DIVERSES	PRIX	QUANTITÉS DIVERSES	PRIX	0.10 gr.	0.50 gr.	1 gr.	5 gr.	10 gr.	30 gr.	100 gr.	250 gr.	500 gr.
H													
Hélénine					0.15	0.50	1. »	4. »					
Hémoglobine						0.10	0.20	0.80	1.25				
Houblon, cônes								0.05	0.10	0.20	0.60		
Huile d'amandes douces								0.05	0.10	0.20	0.60		
— de belladone								0.05	0.10	0.20	0.60		
— blanche									0.05	0.15	0.40	0.80	
— de cade vraie								0.05	0.10	0.20	0.60		
— de camomille								0.05	0.10	0.20	0.60		
— — camphrée								0.05	0.10	0.20	0.60		
— camphrée								0.05	0.10	0.20	0.60		
— chloroformée (lin. chlor.)									0.30	0.50	1.20		
— de croton tiglium						0.10	0.15	0.75					
— éthérée de fougère mâle (ext. éth. de foug. mâle.)					0.10	0.20	0.30	1.50	3. »				
— de foie de morue blonde.	litre.	2. »								0.10	0.25	0.60	1. »
— — brune	id.	2. »	1/2 l.	1. »						0.10	0.25	0.60	1. »
— créosotée à 15 °/₀₀ (augm. le prix de l'huile de la somme portée ci-contre dans la colonne réservée à la quant. d'huile emp.)	id.	1. »	id.	0.50							0.15	0.30	
— créosotée à 10 °/₀₀ (augm. le prix de l'huile de la somme portée ci-contre dans la colonne réservée à la quantité de l'huile.)	id.	0.75	id.	0.40							0.10	0.20	
— de Gabian								0.10	0.15	0.30	0.75		
— de jusquiame								0.05	0.10	0.20	0.60	1.20	
— de laurier									0.10	0.20	0.60		
— d'olives									0.05	0.15	0.40	0.80	
— de pétrole médicinale								0.10	0.15	0.30	0.75		
— phosphorée								0.30	0.50	1. »	2.50		
— de ricin									0.05	0.15	0.50		
— stérilisée								0.30	0.50	1. »	2. »		
— de vaseline (vaseline liq.)								0.10	0.15	0.40	1. »		
— volatile d'anis						0.10	0.15	0.50					
— — d'aspic fine								0.05	0.15	0.50	1.20		
— — de cann. de Ceyl.					0.10	0.30	0.50	2. »					
— — d'eucalyptus							0.10	0.30	0.50	1.25	4. »		
— — de menthe angl.					0.10	0.15	0.25	1. »					
— — de téréb. rectif.									0.05	0.10	0.30	0.60	

DÉNOMINATION DES MÉDICAMENTS	QUANTITÉS DIVERSES	PRIX	QUANTITÉS DIVERSES	PRIX	0.10 gr.	0.50 gr.	1 gr.	5 gr.	10 gr.	30 gr.	100 gr.	250 gr.	500 gr.
Hydrate d'amylène							0.20	0.80	1.25	3. »			
— de chloral (chloral hydrat.)							0.05	0.25	0.50	1. »	3. »		
Hydriodates. (*Voir* Iodures.)													
Hydrochlorates. (*Voir* Chlorydr.)													
Hydrocyanates. (*Voir* Cyanures.)													
Hydrolats. (*Voir* Eaux distillées.)													
Hydrosulfates. (*Voir* Sulfures.)													
Hyoscyamine amorphe	5 cgr.	0.75	jusq. 1 cgr.	0.30	1. »								
— cristallisée et ses sels	id.	1.50	id.	0.50	2. »								
Hypnal (chloralantipyrine)						0.25	0.40	1.50	3. »				
Hypochlorites. (*Voir* Chlorures.)													
Hypophosphite d'ammoniaque						0.10	0.15	0.60	1. »	2.50			
— de chaux							0.10	0.40	0.75	1.50			
— de fer						0.10	0.15	0.60	1. »	2.50			
— de magnésie						0.10	0.15	0.60	1. »	2.50			
— de soude							0.10	0.40	0.75	1.50			
Hyposulfite de soude médicinal								0.05	0.10	0.25			
Hysope mondée								0.05	0.10	0.20	0.60		
I													
Ichthyol						0.15	0.25	1. »	1.75	4. »			
Inuline						0.15	0.30	1. »					
Iode						0.10	0.15	0.60					
Iodhydrates. (*Voir* Iodures.)													
Iodochlorure de mercure (sel de Boutigny)					0.10	0.15	0.20						
Iodoforme						0.10	0.15	0.75	1.50	3.50	10. »		
Iodol (trédaïodopyrrol)					0.10	0.30	0.50	2. »	3.50				
Iodothymol (aristol)					0.05	0.15	0.30	1.25	2.50				
Iodure d'ammonium						0.05	0.10	0.50	1. »	2.50			
— de calcium						0.10	0.15	0.50	0.75	2.25			
— d'éthyle (éther éthyliodh.)							0.25	1. »	2. »				
— de fer						0.10	0.20	0.75					
— (proto-) de mercure						0.15	0.30	1. »					
— (bi-) de mercure						0.15	0.30	1. »					
— de plomb							0.10	0.60	1. »				
— de potassium							0.05	0.25	0.50	1.50	5. »		
— de sodium						0.05	0.10	0.40	0.75	2.25	6. »		

DÉNOMINATION DES MÉDICAMENTS	QUANTITÉS DIVERSES	PRIX	QUANTITÉS DIVERSES	PRIX	0.10 gr.	0.50 gr.	1 gr.	5 gr.	10 gr.	30 gr.	100 gr.	250 gr.	500 gr.
Iodure de soufre					0.10	0.15	0.20	0.75					
— de strontium						0.10	0.20	0.75	1.50	3. »			
Ipécacuanha pulv. (poud. d'ipéca.)						0.05	0.10	0.50					
Iris pulvérisé, racines								0.05	0.10	0.30			

J

DÉNOMINATION DES MÉDICAMENTS	QUANTITÉS DIVERSES	PRIX	QUANTITÉS DIVERSES	PRIX	0.10 gr.	0.50 gr.	1 gr.	5 gr.	10 gr.	30 gr.	100 gr.	250 gr.	500 gr.
Jaborandi, feuilles							0.05	0.15	0.30	0.75			
Jalap pulvérisé						0.05	0.10	0.25	0.40				
— résine						0.10	0.20	1. »					
Julep gommeux (y compris le prix de manipulation des potions dans lesquelles ils entrent)	150 g	0.60								0.30	0.50	0.90	
— simple (id.)	id.	0.40								0.20	0.30	0.60	
Jusquiame, feuilles mondées									0.10	0.25	0.60		
— — pulvérisées							0.10						

K

DÉNOMINATION DES MÉDICAMENTS	QUANTITÉS DIVERSES	PRIX	QUANTITÉS DIVERSES	PRIX	0.10 gr.	0.50 gr.	1 gr.	5 gr.	10 gr.	30 gr.	100 gr.	250 gr.	500 gr.
Kermès minéral (kermès Cluzel)	5 cgr.	0.05			0.10	0.20	0.30	0.75					
Kola concassée							0.05	0.15	0.25	0.60			
— pulvérisée							0.05	0.20	0.30	0.80			
Kousso pulvérisé							0.10	0.30	0.50				

L

DÉNOMINATION DES MÉDICAMENTS	QUANTITÉS DIVERSES	PRIX	QUANTITÉS DIVERSES	PRIX	0.10 gr.	0.50 gr.	1 gr.	5 gr.	10 gr.	30 gr.	100 gr.	250 gr.	500 gr.
Lactate de fer							0.10	0.40	0.75				
— de quinine					0.15	0.50	1. »						
— de strontiane						0.10	0.15	0.50	0.80	2. »			
Lactine (lactose, suc. de lait) pulv.							0.05	0.10	0.15	0.40	0.80	1.50	
Lactophosphate de chaux							0.10	0.25	0.40	1. »			
— — solution à 3 %.	litre.	2. »									0.40	0.60	1. »
Lanoline								0.10	0.20	0.60	1.50		

DÉNOMINATION DES MÉDICAMENTS	QUANTITÉS DIVERSES	PRIX	QUANTITÉS DIVERSES	PRIX	0.10 gr.	0.50 gr.	1 gr.	5 gr.	10 gr.	30 gr.	100 gr.	250 gr.	500 gr.
Laudanum de Rousseau							0.05	0.25	0.50	1.50			
— de Sydenham							0.05	0.25	0.50	1.50			
Lavement purgatif	la dose	0.75											
Lichen d'Islande									0.05	0.15	0.40		
Limaille de fer porphyrisée							0.05	0.10	0.20	0.50			
Limonade azotique, chlorydrique, sulfurique, tartrique et autres	litre.	0.75	1/2 l.	0.50								0.30	
— lactique à 10 gr. par litre.	id.	1.50											0.80
Lin, graine mondée										0.05	0.10	0.25	0.50
Liniment ammoniacal (liniment volatil)(Codex)										0.25	0.60		
— — camphré										0.25	0.60		
— chloroformé (huile chlor.)									0.30	0.50	1.20		
— oléocalcaire	litre.	3. »	1/2 l.	1.50						0.15	0.50	1. »	
— de Rosen										0.60	1.50	3. »	
Liqueur arsénicale de Boudin								0.10	0.15	0.25	0.50	1.25	
— — de Fowler							0.05	0.15	0.25	0.75			
— — de Pearson							0.05	0.15	0.20	0.40	1. »	1.50	
— d'Hoffmann (éther sulfur. alcoolisé)								0.05	0.10	0.30			
— de Labarraque (hypochlorite de soude liquide)	litre.	1. »							0.05	0.10	0.20	0.40	0.60
— de Van Swiéten	id.	1.25								0.10	0.20	0.40	0.75
Lupuline							0.10	0.40	0.75				
Lycopode								0.10	0.15	0.40			

M

DÉNOMINATION DES MÉDICAMENTS	QUANTITÉS DIVERSES	PRIX	QUANTITÉS DIVERSES	PRIX	0.10 gr.	0.50 gr.	1 gr.	5 gr.	10 gr.	30 gr.	100 gr.	250 gr.	500 gr.
Magnésie calcinée							0.05	0.10	0.15	0.50			
Maïs, stigmates								0.05	0.10	0.20	0.60		
Maltine (titre 50) (diastase)					0.10	0.30	0.50	1.75	3. »				
Manne en larmes							0.05	0.10	0.20	0.50	1.40		
— en sortes								0.05	0.10	0.25	0.60		
Masse de cynoglosse							0.10	0.50	1. »				
Mauve, feuilles									0.05	0.10	0.30		
— fleurs								0.05	0.10	0.25	0.60		
Médecine noire (apozème purgat.)	l'une	1. »											
Mélisse, feuilles mondées									0.05	0.15	0.40		

DÉNOMINATION DES MÉDICAMENTS	QUANTITÉS DIVERSES	PRIX	QUANTITÉS DIVERSES	PRIX	0.10 gr.	0.50 gr.	1 gr.	5 gr.	10 gr.	30 gr.	100 gr.	250 gr.	500 gr.
Mellite simple (sirop de miel)...								0.05	0.10	0.15	0.40	0.70	
— de mercuriale (miel de mercuriale)........								0.05	0.10	0.20	0.60	1. »	
Menthe poivrée, feuilles mondées.									0.05	0.15	0.40		
Menthol....................						0.10	0.20	0.80	1.25				
Méthylacétanilide (exalgine)...					0.10	0.20	0.40	1.50					
Microcidine (naphtolate de soude).						0.10	0.15	0.50	0.75				
Miel jaune de Bretagne									0.05	0.10	0.20	0.50	0.80
— rosat (mell. de roses roug.)								0.05	0.10	0.25	0.75	1.50	
Morphine et ses sels...........	jusq. 0 g.05	0.15			0.20	0.50	1. »						
Mouche de Milan..........	l'une.	0.15											
Mousse de Corse...............									0.05	0.15	0.40		
— perlée (carragaheen, fucus crispus).............									0.05	0.15	0.40		
N													
Naphtol α..................							0.10	0.40	0.60	1.20			
— β..................							0.05	0.25	0.50	1. »			
— camphré							0.30	0.50	0.75	1.50			
Naphtolate de soude (microcidine).						0.10	0.15	0.50	0.75				
Narcéine....................	0g05	0.50	jusq. 0 g.01	0.30	0.75	2.50							
Nitrates. (*Voir* Azotates.)													
Nitrite d'amyle (éther amylnitr.)							0.25	0.75	1. »				
Noix vomique pulvérisée.......						0.05	0.10	0.50					
Noyer, feuilles mondées........									0.05	0.10	0.30	0.60	
O													
Œuf délayé au mortier.........	l'un.	0.15											
Onguent Canet (emplâtre Canet).									0.10	0.30			
— citrin (pommade citrine)..								0.05	0.10	0.20	0.60		
— mercuriel double (onguent napolitain)....								0.10	0.15	0.40	1.20		

DÉNOMINATION DES MÉDICAMENTS	QUANTITÉS DIVERSES	PRIX	QUANTITÉS DIVERSES	PRIX	0.10 gr.	0.50 gr.	1 gr.	5 gr.	10 gr.	30 gr.	100 gr.	250 gr.	500 gr.
Onguent mercuriel simple (onguent gris)								0.05	0.10	0.20	0.60		
— — belladoné								0.30	0.50	1. »	2. »		
— de la mère								0.05	0.10	0.20	0.60		
— populeum								0.05	0.10	0.20	0.60		
— styrax									0.10	0.30	0.75		
Opium pulvérisé					0.10	0.15	0.20	0.60					
Oranges amères, écorces								0.05	0.10	0.20	0.50		
Oranger, feuilles									0.05	0.10	0.30		
Orge perlé ou mondé										0.05	0.10	0.25	0.50
Oxalate de fer							0.10	0.25	0.40	1. »			
Oxyde blanc d'antimoine (antimoine diaphorétique)						0.05	0.10	0.50					
— de fer (sous-carbonate de fer, safran de mars apéritif)							0.05	0.10	0.15	0.30			
— de mercure jaune (précipité jaune)						0.10	0.15	0.50					
— — rouge (précipité rouge)						0.10	0.15	0.50					
— de zinc (blanc de zinc)							0.05	0.10	0.20	0.50			
Oxymel scillitique								0.05	0.10	0.20	0.60		

P

DÉNOMINATION DES MÉDICAMENTS	QUANTITÉS DIVERSES	PRIX	QUANTITÉS DIVERSES	PRIX	0.10 gr.	0.50 gr.	1 gr.	5 gr.	10 gr.	30 gr.	100 gr.	250 gr.	500 gr.
Pains azymes	4 feuil	0.05											
Pancréatine amylacée						0.10	0.20	1. »	1.50				
— extractive (titre 50)						0.25	0.50	2. »	3.50				
Papaïne pure					0.15	0.30	0.60	2.50					
Papier à compresses (pap. Joseph)	3 feuil.	0.05											
— nitré en feuilles, de 0m,20 sur 0m,30 environ	la f.	0.10											
Paquets de sublimé colorés (form. de l'Académie de Médecine)	1 paq. 5 paq.	0.15 0.60	10 p. 20 p.	1. » 2. »									
Paraldéhyde							0.15	0.60	1. »				
Pariétaire, feuilles mondées									0.05	0.15	0.40		
Pastilles de borate de soude									0.10	0.20	0.60		
— de calomel	12 p.	0.15	4 past.	0.05									
— de chlorate de potasse									0.05	0.15	0.50		

DÉNOMINATION DES MÉDICAMENTS	QUANTITÉS DIVERSES	PRIX	QUANTITÉS DIVERSES	PRIX	0.10 gr.	0.50 gr.	1 gr.	5 gr.	10 gr.	30 gr.	100 gr.	250 gr.	500 gr.
Pastilles de cocaïne à 0m,001 (simples et composées)									0.10	0.30	0.80		
— de kermès									0.10	0.20	0.60		
— de santonine	4 past. 12 p.	0.05 0.15											
— de soufre									0.05	0.15	0.50		
Pâte de Canquoin (caustique de Canquoin)								0.25	0.40	1. »			
Paullinia pulvérisé (guarana)						0.10	0.15	0.60					
Pavots	l'un	0.05											
Pelletiérine, sulfate	0g30	2. »			0.80	3. »	5. »						
— tannate	0g30	1.50			0.60	2. »	3. »						
Pensée sauvage, fleurs								0.05	0.10	0.30	0.80		
Pepsine amylacée							0.10	0.50	1. »	2.50			
— extractive							0.30	1.25	2. »	4.50			
Peptone liquide							0.05	0.20	0.30	0.75	2. »		
— sèche							0.15	0.75	1. »	2.50	6. »		
Perchlorure de fer liquide							0.05	0.10	0.20	0.30	0.80		
Permanganate de potasse						0.05	0.10	0.40	0.60	0.75	1.50		
Phénate de soude sec							0.05	0.20	0.30	0.60			
Phénédine (phénacétine)						0.20	0.30	1. »	2. »				
Phénol absolu (acide phén. neige)							0.10	0.25	0.40	0.80			
— cristallisé (usage externe)								0.05	0.10	0.30	1. »	2. »	3. »
— liquide à P. E. (glycérine ou alcool)								0.05	0.10	0.30	1. »	2. »	3. »
— — brun, pour désinf.	le kil.	2. »								0.15	0.30	0.60	1. »
Phénosalyl							0.10	0.25	0.40	0.80	2.50		
Phosphate de chaux acide cristal. (phosphate monocalcique)							0.05	0.15	0.25	0.60			
— — solution à 3 °/₀	litre.	2. »									0.40	0.60	1. »
— — basique (phosph. tricalcique)							0.05	0.10	0.15	0.30	0.80		
— — neutre (phosphate bicalcique)							0.05	0.10	0.15	0.40			
— de fer							0.05	0.15	0.30				
— de potasse							0.10	0.30	0.50	1. »			
— de soude							0.05	0.10	0.15	0.30			
Phosphoglycérates. (*Voir* Glycérophosphates.)													
Phosphure de zinc	jusq. 0g.05	0.20			0.25	0.50	0.75						
Pierre divine							0.05	0.10	0.20	0.40			
Pilocarpine et ses sels	0g05	0.40	jusq. 0g.01	0.30	0.60	3. »	5. »						

DÉNOMINATION DES MÉDICAMENTS	1 pilule.	3 pilules.	10 pilules.	20 pilules.	50 pilules.	100 pilules.
Pilules d'aloès................	...	0.20	0.30	0.60	1.50	
— d'Anderson (écossaises)...	....	0.20	0.30	0.60	1.50	
— ante cibum...	...	0.20	0.30	0.60	1.50	
— de Bontius	....	0.20	0.30	0.60	1.50	
— de carbonate de fer (form. de Blaud).....	....	....	....	0.50	1. »	2. »
— — (form. de Vallet).	....	....	....	0.50	1. »	2. »
— de créosote............	....	...	....	0.75	1.25	2. »
— de cynoglosse (de 0^{g},10 à 0^{g},20)..............	....	0.20	0.30	0.60	1.50	
— de Dupuytren..........	....	....	....	0.80	1.50	3. »
— d'iodure de fer (formule de Blancard)............	....	....	....	0.60	1.25	2.50
— de Méglin	...	0.20	0.30	0.60	1.50	
— d'opium (extrait 1 à 0^{g},05).	....	0.20	0.30	0.50	1. »	
— de protochlorure de fer (formule de Rabuteau)..	....	....	...	0.50	1. »	2. »
— de sulf. de quinine à 0^{g},10.	....	0.50	0.75	1.50	2.50	
— de térébenthine cuite ...	....	..	....	0.50	1. »	2. »

	QUANTITÉS DIVERSES	PRIX	QUANTITÉS DIVERSES	PRIX	0.10 gr.	0.50 gr.	1 gr.	5 gr.	10 gr.	30 gr.	100 gr.	250 gr.	500 gr.
Piment (capsicum) pulvérisé. ..	....	....	....	....	....	0.05	0.10	0.20					
Podophyllin	....	....	....	....	0.10	0.20	0.30						
Poivre cubèbe pulvérisé.......	....	....	....	....	....	....	0.05	0.15	0.25	0.75			
Polygala de Virginie..........	....	....	....	....	....	....	0.10	0.15	0.25				
Pommade d'Autenrieth (stibiée).	....	....	....	....	....	....	....	0.30	0.40	0.75			
— belladonée............	....	....	....	....	....	....	....	0.30	0.40	0.75			
— au calomel	....	....	....	....	....	....	....	0.10	0.20	0.50			
— camphrée.......... ..	....	....	....	....	....	....	....	0.05	0.10	0.20			
— au chloroforme.........	....	....	....	....	....	....	....	....	0.50	0.90			
— citrine (onguent citrin)...	....	....	....	....	....	....	....	0.05	0.10	0.20	0.60		
— au goudron...........	....	....	....	....	....	....	....	....	0.10	0.30	0.75		
— d'Helmerich (pommade antipsorique)...	....	....	....	....	....	....	....	....	0.10	0.30	0.80	1.50	2.50
— d'iodure de potassium....	....	....	....	....	....	....	....	....	0.50	0.80			
— mercurielle double (ong. napolitain) ..	....	....	....	....	....	....	....	....	0.15	0.40	1.20		
— — simp. (ong. gris).	....	....	....	....	....	....	....	....	0.10	0.20	0.60		

DÉNOMINATION DES MÉDICAMENTS	QUANTITÉS DIVERSES	PRIX	QUANTITÉS DIVERSES	PRIX	0.10 gr.	0.50 gr.	1 gr.	5 gr.	10 gr.	30 gr.	100 gr.	250 gr.	500 gr.
Pommade mercurielle belladonée.	....	....	....	....	....	....	....	0.30	0.50	1. »	2. »		
— soufrée..................	....	....	....	....	....	....	....	0.05	0.10	0.20	0.60		
Potasse caustique en plaques ou pastilles......	la past	0.05	.. .	....	....	....	0.10	0.40					
Potion cordiale................	l'une	1. »											
— gommeuse (y compris le prix de manipulation de la potion dans laquelle elle entre).	150 g.	0.60	....	....	....	....	....	....	....	0.30	0.50	0.90	
— de Rivière en 2 flacons (potion antiémétique).....	ladoub	1.50	la dose	0.80									
— simple (julep simple) (y compris le prix de manipulation de la potion dans laquelle elle entre).	l'une	0.40	....	....	....	....	....	....	....	0.20	0.30	0.60	
— de Tood........	id.	1. »											
Poudre de Dower.............	....	....	....	....	....	0.10	0.15	0.50					
— de Vienne (caust. de Vien.)	....	....	....	....	....	....	0.10	0.50	0.80				
Précipité blanc (protochlorure de mercure précipité).....	....	....	....	....	....	0.05	0.10	0.30	0.50				
— rouge ou jaune (oxyde de mercure rouge ou jaune)	....	....	....	....	....	0.10	0.15	0.50					
Pyridine....................	....	....	....	....	....	....	0.15	0.50	0.80	1.50			
Pyrophosphate de fer citro-amm.	....	....	....	....	....	....	0.10	0.30	0.50	1. »			
— — et de soude.....	....	....	....	....	....	....	0.10	0.30	0.50	1. »			
Q													
Quassia amara, copeaux........	....	....	....	....	....	....	....	....	0.05	0.15			
— — pulvérisé......	....	....	....	....	....	....	0.05	0.10	0.20	0.40			
Quassine amorphe............	....	....	....	....	0.10	0.30	0.50						
— cristallisée...............	0g05	0.50	jusq. 0g01	0.30	0.70	2. »							
Queues de cerise.	....	....	....	....	....	....	....	0.05	0.10	0.20	0.50		
Quinium....................	....	....	....	....	....	0.10	0.20	1. »					
Quinquina gris concassé........	....	....	....	....	....	....	....	0.10	0.15	0.40	1. »		
— — pulvérisé.......	....	....	....	....	....	....	0.05	0.10	0.20	0.50			
— jaune concassé..........	....	....	....	....	....	....	....	0.10	0.20	0.50	1.20		
— — pulvérisé.......	....	....	....	....	....	....	0.05	0.15	0.25	0.60			

DÉNOMINATION DES MÉDICAMENTS	QUANTITÉS DIVERSES	PRIX	QUANTITÉS DIVERSES	PRIX	0.10 gr.	0.50 gr.	1 gr.	5 gr.	10 gr.	30 gr.	100 gr.	250 gr.	500 gr.
R													
Ratanhia, racine concassée								0.10	0.15	0.30	0.75		
— pulvérisé							0.05	0.10	0.20	0.50			
Réglisse sèche, coupée									0.05	0.10	0.30		
— pulvérisée								0.05	0.10	0.20			
Résine de jalap						0.10	0.20	1. »					
— scamonée						0.15	0.25						
Résorcine						0.10	0.15	0.50	0.90	2. »			
Rhubarbe de Chine concassée								0.10	0.20	0.50			
— — pulvérisée							0.05	0.15	0.25	0.75			
Rhum									0.10	0.30	0.75		
Riz mondé										0.05	0.15		
— pulvérisé (poudre de riz)									0.05	0.10	0.25	0.50	
Ronces, feuilles ou boutons									0.05	0.15	0.40		
Roses de Provins (roses rouges)							0.05	0.10	0.20	0.50			
Rue pulvérisée							0.10	0.15	0.25				
S													
Sabine pulvérisée							0.10	0.15	0.25	0.40			
Saccharine					0.10	0.25	0.40	1.75					
Safran						0.10	0.20	1. »	2. »				
— pulvérisé					0.10	0.20	0.40						
— de Mars, apéritif							0.05	0.10	0.15	0.30	0.80		
Sainbois (garou), écorce	le paq.	0.05											
Salycilate de bismuth						0.10	0.15	0.75	1.20	2. »			
— de lithine						0.15	0.25	1. »					
— de magnésie						0.10	0.15	0.75	1.20				
de méthyle							0.10	0.30	0.50	1.20			
— de quinine					0.20	0.50	0.80						
— de soude							0.10	0.50	1. »	2. »			
Salipyrine (salicyl. d'antipyrine)						0.15	0.25	1. »	1.75				
Salol (salicylate de phénol)						0.10	0.15	0.50	1. »	2. »			
Salophène						0.25	0.40	1.50	3. »	7.50			
Salsepareille fendue et coupée								0.05	0.10	0.20	0.60		
Sangsues	l'une	0.20											
Santonine					0.10	0.30	0.50						

DÉNOMINATION DES MÉDICAMENTS	QUANTITÉS DIVERSES	PRIX	QUANTITÉS DIVERSES	PRIX	0.10 gr.	0.50 gr.	1 gr.	5 gr.	10 gr.	30 gr.	100 gr.	250 gr.	500 gr.
Sauge, feuilles mondées									0.05	0.15	0.40		
Savon animal et médicinal							0.05	0.10	0.15	0.30			
— noir ou vert									0.05	0.10	0.30	0.60	
Scammonée d'alep pulvérisée					0.05	0.15	0.25	1. »					
— — résine						0.15	0.25						
Scille pulvérisée						0.05	0.10	0.20					
Sedlitz granulé									0.15	0.40	1. »	2. »	
Seigle ergoté (ergot de seig.) pulv.						0.05	0.10	0.50	1. »				
Sel ammoniac blanc (chlorydrate d'ammoniaque) pulvéris.							0.05	0.10	0.15	0.30			
— de Boutigny (chloroiodure de mercure)					0.10	0.15	0.20						
— duobus (sulfate de potasse)								0.10	0.15	0.30			
— d'Epsom (sulf. de magnés.)									0.05	0.10	0.25		
— de Glauber (sulf. de soude)									0.05	0.10	0.25		
— marin commercial (chlorure de sodium)											0.05	0.10	0.15
— — purifié							0.05	0.10	0.20				
— de nit. (azot. de pot.) pulv.								0.05	0.10	0.15			
— de Sedlitz (sulf. de magn.)									0.05	0.10	0.25	0.40	
— de Seignette (tartrate de potasse et de soude)								0.10	0.15	0.30			
— de tartre (carbon. de pot.)								0.05	0.10	0.15	0.30		
— de Vichy									0.05	0.10	0.20	0.40	0.75
Semen-contra									0.05	0.15			
— pulvérisé							0.05	0.10	0.15	0.40			
Sené, feuilles								0.05	0.10	0.20			
— — pulvérisé							0.05	0.15	0.25	0.50			
— — lavé à l'alcool							0.10	0.25	0.40	0.80			
— follicules								0.05	0.10	0.30			
Silicate de magnésie (talc)										0.05	0.15	0.30	0.50
— de potasse liquide	le kil.	1.50							0.05	0.10	0.25	0.60	1. »
Simarouba, écorce coupée							0.05	0.10	0.15	0.40			
— — pulvérisée							0.05	0.20	0.25	0.60			
Sinapismes	10 f.	1. »	5 f. 1 f.	0.60 0.15									
Sirop d'acide phéniq. à 0g,50 %			1/2lit	2. »						0.30	0.70	1.20	1.80
— d'aconit								0.05	0.10	0.20	0.60		
— antiscorbutique	litre.	4. »	1/2lit.	2.20					0.10	0.20	0.50	1. »	2. »
— d'asperges (pointes)								0.05	0.10	0.25	0.60		
— de baume de Tolu								0.05	0.10	0.20	0.50	1. »	
— de belladone								0.05	0.10	0.25	0.60		

DÉNOMINATION DES MÉDICAMENTS	QUANTITÉS DIVERSES	PRIX	QUANTITÉS DIVERSES	PRIX	0.10 gr.	0.50 gr.	1 gr.	5 gr.	10 gr.	30 gr.	100 gr.	250 gr.	500 gr.
Sirop de bourgeons de sapin								0.05	0.10	0.20	0.50	1. »	
— de bromure de potassium à 5 °/ₒ (Codex)			1/2lit.	2.80					0.10	0.30	0.80	1.50	2.50
— de cachou								0.05	0.10	0.20	0.50		
— de capillaire								0.05	0.10	0.20	0.40		
— de cerise			1/2lit.	1.60				0.05	0.10	0.20	0.50	0.80	1.40
— de chicorée composé (rhubarbe composée)								0.05	0.10	0.25	0.60		
— de chloral								0.05	0.10	0.30	1. »	2. »	
— de chlorydroph. de chaux			1/2lit.	2. »					0.10	0.20	0.50	1. »	1.80
— des cinq racines								0.05	0.10	0.20	0.50		
— de codéine								0.05	0.10	0.30	0.80		
— de coings								0.05	0.10	0.20	0.50		
— de consoude								0.05	0.10	0.20	0.50		
— de Cuisinier (sirop de salsepareille composé)			1/2lit.	2.50					0.10	0.25	0.60	1.20	2.25
— de Désessartz								0.05	0.10	0.20	0.50	1. »	
— diacode								0.05	0.10	0.20	0.50		
— de digitale								0.05	0.10	0.20	0.60		
— d'écorces d'orang. amères								0.05	0.10	0.20	0.50	1. »	
— d'érysimum composé (sirop des chantres)								0.05	0.10	0.20	0.50		
— d'éther								0.05	0.10	0.20	0.50	1. »	
— d'eucalyptus								0.05	0.10	0.20	0.50	1. »	
— de fleurs d'orangers								0.05	0.10	0.20	0.50		
— de framboises								0.05	0.10	0.20	0.50		
— de gentiane								0.05	0.10	0.20	0.50		
— de Gibert			1/2lit.	2.80				0.05	0.10	0.30	0.80	1.50	2.50
— de gomme								0.05	0.10	0.20	0.50		
— de goudron								0.05	0.10	0.20	0.50	1. »	
— de groseilles								0.05	0.10	0.20	0.50	1. »	
— iodotannique			1/2lit.	2.50						0.25	0.60	1.20	2.25
— d'iodure de fer			1/2lit.	2. »					0.10	0.20	0.50	1. »	1.80
— — de potassium à 2 1/2 °/ₒ (Cod.)			1/2lit.	3. »					0.20	0.40	0.90	1.60	2.70
— d'ipécacuanha								0.05	0.10	0.20	0.60		
— de jusquiame								0.05	0.10	0.25	0.60		
— de lactophosph. de chaux			1/2lit.	2. »					0.10	0.20	0.50	1. »	1.80
— de lactucarium opiacé								0.05	0.10	0.25	0.60		
— de laurier-cerise								0.05	0.10	0.20	0.50		
— de limons									0.05	0.15	0.35	0.75	
— de menthe								0.05	0.10	0.20	0.50		

DÉNOMINATION DES MÉDICAMENTS	QUANTITÉS DIVERSES	PRIX	QUANTITÉS DIVERSES	PRIX	0.10 gr.	0.50 gr.	1 gr.	5 gr.	10 gr.	30 gr.	100 gr.	250 gr.	500 gr.
Sirop de miel (mellite simple)..								0.05	0.10	0.25	0.60		
— de monosulfure de sodium..................									0.10	0.25	0.60	1. »	
— de morphine (acétate, sulfate et chlorydrate)....								0.05	0.10	0.25	0.60		
— de mûres								0.05	0.10	0.20	0.50		
— de nerprun.............								0.05	0.10	0.20	0.50		
— d'opium................								0.05	0.10	0.25	0.60	1.25	
— d'orgeat...............									0.05	0.15	0.40		
— de pavot blanc (diacode)..								0.05	0.10	0.20	0.50		
— pectoral...............								0.05	0.10	0.20	0.50	1. »	
— de phosphate de chaux...			1/2lit.	2. »					0.10	0.20	0.50	1. »	1.80
— de polygala............								0.05	0.10	0.25	0.60	1.20	
— de Portal (sirop antiscorbutique de Portal).....	litre.	4. »	1/2lit.	2.20					0.10	0.20	0.80	1. »	2. »
— de quinquina...........								0.05	0.10	0.25	0.60	1.20	
— — au vin.......									0.15	0.30	0.70	1.60	
— de raifort composé.......	litre.	4. »	1/2lit.	2.20					0.10	0.20	0.50	1. »	2. »
— — iodé	id.	4.50	id.	2.50					0.10	0.25	0.60	1.20	2.25
— de ratanhia............								0.05	0.10	0.20	0.50		
— de safran								0.10	0.20	0.50			
— de salsepareille	1/2lit.	2. »							0.10	0.20	0.50	1. »	1.80
— — composé (sirop de Cuisinier).....	id.	2.50							0.10	0.25	0.60	1.20	2.25
— simple ou de sucre.......									0.05	0.15	0.30	0.60	
— de strychnine..........								0.05	0.10	0.30	1. »		
— tartrique..............									0.05	0.15	0.35		
— de térébenthine........								0.05	0.10	0.20	0.50	1. »	
— thébaïque (sirop d'opium).								0.05	0.10	0.20	0.60	1.25	
— de tolu................								0.05	0.10	0.20	0.50	1. »	
— de valériane...........								0.05	0.10	0.20	0.60		
— vermifuge..............								0.05	0.10	0.25	0.75		
— de violettes...........								0.10	0.15	0.40	0.80		
Solution. (*Voir* Eau.)													
— de phosphate (bi, chlorydro, lacto) de chaux...	litre.	2. »									0.40	0.60	1. »
Soufre en canon..............	le kil.	0.60								0.05	0.10	0.20	0.30
— sublimé (fleur de soufre).	id.	0.60								0.05	0.10	0.20	0.30
— — et lavé (fleur de soufre lavée)..								0.05	0.10	0.30			
— précipité (magistère de soufre)............							0.05	0.15	0.25	0.50			

DÉNOMINATION DES MÉDICAMENTS	QUANTITÉS DIVERSES	PRIX	QUANTITÉS DIVERSES	PRIX	0.10 gr.	0.50 gr.	1 gr.	5 gr.	10 gr.	30 gr.	100 gr.	250 gr.	500 gr.
Sparadraps, longueur sur largeur de la pièce...	0.10	0.25	1m										
— dyachylum gommé.......	0.15	0.25	0.80										
— des hôpitaux...........	0.20	0.30	1. »										
— officinal...............	0.10	0.20	0.60										
— de poix de Bourgogne...	0.25	0.60											
— de Vigo.........	0.40	0.80											
Spartéine (sulfate ou chlorydrate)					0.25	1. »	1.50						
Staphysaigre pulvérisé.........							0.05	0.10	0.15	0.40			
Stigmates de maïs............								0.05	0.10	0.20	0.60		
Stramonium, feuilles mondées..									0.10	0.20	0.50		
— — pulvérisées						0.05	0.20						
Strychnine et ses sels..........	jusq. 0g.05	0.20			0.30	0.50							
Sublimé corrosif (bichl. de merc.)						0.05	0.10	0.30	0.50	1. »			
— — paquets de 0g.25 (form. de l'Ac. de Médecine)..	1 p. 5 p.	0.15 0.60	10 p. 20 p.	1. » 2. »									
Sucre de lait (lactine).........							0.05	0.10	0.15	0.40	0.80	1.50	
Sulfate d'alumine............							0.05	0.15	0.30				
— — et de potasse (alun pulvérisé)....									0.05	0.15	0.25	0.50	
— d'atropine	jusq. 0g.05	0.40			0.60								
— de cuivre pur							0.05	0.25					
— — en crayons							0.10	0.50					
— — commercial pour désinfection...	le kil.	1. »								0.05	0.15	0.30	0.50
— d'éserine..............	0g.05	0.60	jusq 0g.01	0.30	1. »	4. »							
— de fer pur								0.05	0.10	0.20	0.40		
— — commercial pour désinfection...	le kil.	0.40								0.05	0.10	0.15	0.20
— de magnésie...........									0.05	0.10	0.25		
— de manganèse							0.05	0.15	0.20				
— de morphine	jusq. 0g.05	0.15			0.20	0.50							
— de pelletiérine.........	0g.30	2. »			0.80	3. »	5. »						
— de potasse (sel duobus)..								0.10	0.15	0.30			
— de quinine (sulfate basiq. de quinine)..........					0.10	0.25	0.50	2. »					
— (bi-) de quinine (sulfate neutre de quinine)					0.15	0.40	0.75	3. »					
— de soude									0.05	0.10	0.25		
— de spartéine......... .					0.25	1. »	1.50						
— de strychnine..........	jusq. 0g 05	0.20			0.30	0.50							

DÉNOMINATION DES MÉDICAMENTS	QUANTITÉS DIVERSES	PRIX	QUANTITÉS DIVERSES	PRIX	0.10 gr.	0.50 gr.	1 gr.	5 gr.	10 gr.	30 gr.	100 gr.	250 gr.	500 gr.
Sulfate de zinc pur							0.05	0.10	0.15	0.25			
— — commercial	le kil.	1. »							0.05	0.10	0.20	0.40	0.60
Sulfonal						0.10	0.20	1. »	2. »				
Sulforicinate de soude							0.10	0.25	0.40	1. »	2. »		
Sulfure de calcium					0.05	0.10	0.20						
— de mercure noir (éthiops minéral)							0.10	0.25					
— — rouge (cinabre)						0.05	0.10	0.25	0.40				
— de potasse sec (foie de soufre)									0.05	0.10	0.25	0.50	1. »
— — liquide									0.05	0.10	0.20	0.30	0.60
— (mono-) de sodium cristall.							0.10	0.20	0.30	0.40	0.80		
Suppositoires de beurre de cacao	l'un	0.20	les 10	1.50									
— à la glycérine	id.	0.40	id.	2.50									
Sureau, fleurs mondées									0.05	0.15	0.40		
T													
Tablettes. (*Voir* Pastilles.)													
Talc (silicate de magnésie)										0.05	0.15	0.30	0.50
Tan concassé (écorce de chêne)	le kil.	1.25							0.05	0.10	0.20	0.40	0.75
— pulvérisé									0.05	0.10	0.30	0.70	
Tannate de pelletiérine	0g30	1.50			0.60	2. »	3. »						
— de quinine					0.10	0.25	0.50						
Tannin (acide tannique)							0.05	0.15	0.25	0.60	1.50		
Tartrate d'antimoine et de potasse porphyrisé (émétique)					0.10		0.15	0.30	0.60				
— borico-potassique (crème de tartre soluble)							0.05	0.10	0.15	0.40			
— (bi-) de potasse (tartrate acide de potasse, crême de tartre)							0.05	0.10	0.15	0.40			
— neutre de potasse							0.05	0.10	0.15	0.40			
— de potasse et de fer							0.05	0.15	0.25	0.75			
— — et de soude (sel de seignette)								0.10	0.15	0.30			
Tartre stibié (émétique)					0.10		0.15	0.30	0.60				
Teinture d'absinthe composée (élixir de Stoughton)							0.05	0.10	0.15	0.30	0.90	2. »	
— d'aconit (feuilles ou rac.)							0.05	0.10	0.20	0.50			
— d'aloès composée (élixir de long. vie, élix. de Suéd.)								0.05	0.10	0.20	0.60	1.50	

DÉNOMINATION DES MÉDICAMENTS	QUANTITÉS DIVERSES	PRIX	QUANTITÉS DIVERSES	PRIX	0.10 gr.	0.50 gr.	1 gr.	5 gr.	10 gr.	30 gr.	100 gr.	250 gr.	500 gr.
Teinture d'arnica.								0.05	0.10	0.20	0.60	1.25	
— d'asa fœtida							0.05	0.15	0.25				
— — éthérée.							0.10	0.30	0.50				
— de belladone.							0.05	0.10	0.20	0.50			
— de benjoin							0.05	0.10	0.20	0.50			
— de cachou.							0.05	0.10	0.20	0.50			
— de cannabis indica							0.10	0.15	0.30	0.60			
— de cannelle.							0.05	0.10	0.20	0.40			
— de castoreum							0.15	0.60	1. »	2.50			
— — éthérée.							0.15	0.60	1. »	2.50			
— de coca							0.05	0.10	0.20	0.50			
— de cochenille.							0.05	0.15	0.25				
— de colchique (bulbes ou semences)							0.05	0.10	0.20	0.50			
— de colombo.							0.05	0.10	0.15	0.30			
— de condurango.							0.05	0.15	0.25	0.60			
— de digitale							0.05	0.10	0.20	0.50			
— — éthérée.							0.10	0.30	0.40				
— d'écorce d'oranges amères.							0.05	0.10	0.15	0.30			
— d'eucalyptus							0.05	0.10	0.15	0.30	0.75		
— de fève Saint-Ignace.							0.10	0.20	0.40	0.75			
— de gayac (eau-de-vie de gayac).								0.05	0.10	0.20	0.60		
— de gelsemium sempervir.							0.10	0.15	0.25	0.60			
— de gentiane.								0.05	0.10	0.20	0.60		
— de grindelia robusta.							0.10	0.15	0.25	0.60			
— d'hamamelis virginica.							0.10	0.15	0.25	0.60			
— d'hydrastis canadensis.							0.10	0.15	0.25	0.60			
— d'iode.							0.05	0.10	0.20	0.60			
— de jalap composé (eau-de-vie allemande)								0.05	0.10	0.30	1. »		
— de jusquiame							0.10	0.15	0.25	0.60			
— de kola							0.05	0.10	0.20	0.40	1. »		
— de lobélie							0.10	0.10	0.20	0.60			
— de Mars tartarisée.							0.05	0.10	0.20	0.50			
— de musc	goutte	0.05			0.25	0.60	1. »	4.50	8. »				
— de myrrhe.							0.05	0.10	0.20	0.50			
— de noix vomique.							0.05	0.15	0.30	0.60			
— d'opium (ext. thebaïque).						0.05	0.10	0.25	0.50				
— de polygala.							0.05	0.10	0.20	0.50			
— de quassia amara							0.05	0.10	0.15	0.30			
— de quillaya (de panama).							0.05	0.10	0.15	0.30	0.75		

DÉNOMINATION DES MÉDICAMENTS	QUANTITÉS DIVERSES	PRIX	QUANTITÉS DIVERSES	PRIX	0.10 gr.	0.50 gr.	1 gr.	5 gr.	10 gr.	30 gr.	100 gr.	250 gr.	500 gr.
Teinture de quinquina jaune...							0.05	0.10	0.20	0.40			
— de ratanhia....							0.05	0.10	0.15	0.30			
— de rhubarbe..........							0.05	0.10	0.20	0.40			
— de safran.......							0.10	0.30	0.50				
— de savon							0.05	0.10	0.15	0.30	0.75		
— de scille...							0.05	0.10	0.20	0.50			
— de strophantus..........						0.05	0.10	0.25	0.50				
— thébaïque (extr. d'opium).						0.05	0.10	0.20	0.50				
— de valériane..........							0.05	0.10	0.15	0.30			
— — éthérée.........							0.10	0.20	0.40				
— de vanille.............							0.10	0.20	0.40				
— de veratrum viride......							0.10	0.15	0.25	0.60			
— de viburnum prunifolium.							0.10	0.15	0.25	0.60			
Térébenthine de Venise........							0.05	0.10	0.15	0.30			
— cuite.................							0.05	0.10	0.20	0.50			
Terpine......................						0.10	0.15	0.75	1.25				
Terpinol						0.15	0.25	1. »	2. »				
Thé noir ou vert.......								0.10	0.15	0.40			
— de Saint-Germain (espèces purgatives)..........								0.10	0.20	0.50			
Théobromine..................							0.60	2.50	5. »	12. »			
Thridace (extrait de laitue).....							0.15	0.50	0.75				
Thymol.......................						0.10	0.20	0.75	1.50				
— biiodé (aristol)..........					0.05	0.15	0.30	1.25	2. »				
Tilleul......................									0.05	0.15	0.50		
Traumaticine							0.10	0.30	0.50	1.25	3. »		
Tinitrine (nitroglycérine), solution à 1 °/o..........					0.10	0.20	0.30	0.60					
Trional....................						0.20	0.40	1.50	3. »				
Turbish minéral (sous-sulfate de mercure)............						0.10	0.20	0.50	0.75				
— nitreux (sous-azotate de mercure)......... ...						0.10	0.20	0.50	0.75				
U													
Uva ursi (busserole), feuilles....								0.05	0.10	0.20	0.50		

DÉNOMINATION DES MÉDICAMENTS	QUANTITÉS DIVERSES	PRIX	QUANTITÉS DIVERSES	PRIX	0.10 gr.	0.50 gr.	1 gr.	5 gr.	10 gr.	30 gr.	100 gr.	250 gr.	500 gr.
V													
Valérianate d'ammoniaque crist.					0.10	0.20	0.30	1.25	2. »				
— — liquide (formule de Pierlot)							0.10	0.25	0.40	0.80	2. »		
— de caféine					0.10	0.20	0.40	1.25					
— de fer					0.10	0.20	0.30	1.25	2. »				
— de quinine					0.10	0.30	0.60	2.50					
— de zinc						0.10	0.20	1. »	2. »				
Valériane (racine)									0.05	0.15	0.40		
— pulvérisée							0.05	0.10	0.15	0.30			
Vaseline								0.05	0.10	0.25	0.70	1.20	
— boriquée à 1/10^{e}								0.10	0.20	0.50	1. »	1.60	
— iodoformée à 1/10^{e}									0.45	0.90			
— phéniquée à 1/10^{e}									0.20	0.50	1. »	1.60	
— au sublimé à 1/1,000^{e}									0.20	0.50	1. »	1.60	
— liquide (huile de vaseline)								0.10	0.15	0.40	1. »		
Vératine	jusq. 0g.05	0.25			0.30	0.50	1. »						
Vin aromatique									0.05	0.15	0.40	0.80	
— de coca au vin rouge	litre.	2.50	1/2lit.	1.25					0.05	0.10	0.30	0.75	
— de colchique									0.10	0.25	0.60	1.20	
— de colombo au vin rouge	litre.	2. »	1/2lit.	1. »						0.10	0.30	0.60	
— diurétique de la Charité	id.	3.50	id.	1.75					0.05	0.15	0.40	1. »	
— — de l'Hôtel-Dieu ou de Trousseau			id.	1.75					0.10	0.15	0.40	1. »	1.75
— de gentiane au vin rouge	litre.	2. »	id.	1. »						0.10	0.30	0.60	
— iodé à 1 gr. par litre au vin rouge	id.	2. »	id.	1. »						0.10	0.30	0.60	
— de kola au vin rouge	id.	2.50	id.	1.25						0.10	0.30	0.70	
— de quassia	id.	2. »	id.	1. »						0.10	0.30	0.60	
— de quinium au vin blanc	id.	2.50	id.	1.25						0.10	0.30	0.70	
— de quinquina au vin roug.	id.	2. »	id.	1. »						0.10	0.30	0.60	
— blanc ou rouge vieux	id.	1.50	id.	1. »						0.10	0.25	0.60	
Vinaigre antiseptiq. ou des 4 vol.								0.05	0.10	0.20	0.60	1.25	
— aromatique								0.05	0.10	0.20	0.60	1.25	
Violettes, fleurs								0.05	0.10	0.30			
Y													
Yeux d'écrevisse pulvérisés							0.15	0.25	0.40	0.80			

III. — TARIF DES OBJETS DE PANSEMENT.

BANDAGES :

Largeur en centimètres	5	7	8	10	20
Bandes de flanelle, pure laine blanche. La bande de 5 mètres	1.75	2.50	2.50	2.75	
— de gaze apprêtée (tarlatane). id.	0.35	0.45	....	0.60	1. »
— — hydrophile purifiée. id.	0.35	0.45	....	0.60	1. »

Bandes de toile .... 100 gr. : 1 fr. — 250 gr. : 2 fr.
Baudruche gommée. (*Voir* Taffetas français.)
Catguts phéniqués ou au sublimé (en solution) .... Le flacon de 2m,50 : 1f,50. — de 5m : 1f,75.

	10 g	30 g	100 g	250 g	500 g
Compresses de toile	0.15	0.40	1. »	2. »	3. »

COTONS :

	25 g	50 g	100 g	125 g	250 g	500 g	1 k.
Coton hydrophile	0.25	0.40	0.70	0.80	1.50	2.50	4.50
— — stérilisé	....	1. »	....	1.50	2.25		
— boriqué	0.40	0.60	....	1.20	2. »	4. »	
— iodoformé à 10 pour 100	....	1. »	....	2. »	4. »	7.50	
— phéniqué	0.40	0.60	....	1.20	2. »	4. »	
— salolé	0.60	1. »	....	2. »	3.50	6. »	
— au sublimé	0.40	0.60	....	1.20	2. »	4. »	
— cardé bis (ouate des hôpitaux)	....	0.30	....	0.60	1.20	2. »	4. »
— — blanchi, dit supérieur (coton chirurgical)	....	0.40	....	0.80	1.50	2.50	5. »
— blanc en petites feuilles, dit ouate de santé	....	....	....	1.20	2. »		

— — la feuille de 10 à 12 gr. : 0f,15.

	N° 0 à 5	N° 6 à 10
Drains phéniqués ou au sublimé. Le flacon de 0m.50	1.50	2. »
— de 1m	2. »	3.25

Eponges fines purifiées : l'une 0f.80.

GAZES (largeur 0m,80).

	0m50	1m	2m	5m
Gaze hydrophile purifiée	....	0.50	1. »	2. »
— — — stérilisée	....	0.90	1.50	
— boriquée	....	0.60	1.20	2.50
— iodoformée à 10 pour 100	1.25	2.25	4. »	
— phéniquée	....	0.60	1.20	2.50
— salolée	....	1. »	2. »	4. »
— au sublimé	....	0.60	1.20	2.50
— apprêtée (tarlatane serrée et fine, largeur 0m,65) coupée dans une pièce	....	0.40	0.75	1.75
— non apprêtée (largeur 0m,80) coupée dans une pièce	....	0.40	0.75	1.75

Par quantité supérieure à 5 mètres, l'une et l'autre de ces deux dernières gazes seront tarifées à raison de 0f,30.

Gutta percha laminée (largeur 0m,90). Le mètre : 2 fr.

	10g	30g	100g	250g	500g
Linge à pansement	0.15	0.40	1. »	2. »	5. »

Mackintosh. Le paquet de 1m,10 sur 0m,90 ... 5 fr.

— Par divisions, le mètre carré ... 6 fr.

	50g	125g	250g	500g	1 k.
Ouate gommée écrue	....	....	1.50	2.75	5. »
— des hôpitaux (coton cardé bis)	0.30	0.60	1.20	2. »	4. »
— de santé (coton blanc en petites feuilles)	....	1.20	2. »		

— — la feuille de 10 à 12 grammes : 0f,15.

	0m20	0m50	1m
Protective ou Silk protective (largeur 0m,80)	....	2.50	5. »
— — (largeur 0m,20)	0.40	0.80	1.50

	0m10	0m20	0m50	1m
Taffetas d'Angleterre (largeur 0m,20)	0.20	0.40	1. »	1.75
— — la feuille 0f,15.				
— français (baudruche gommée) (largeur 0m,20)	0.25	0.50	1. »	1.75

— — la feuille 0f,20.

	0m50	1m
Taffetas chiffon (largeur 0m,80. Au détail, le mètre carré : 7 fr.	2.50	5. »
— gommé, 2 couches (largeur 0m,80). — — 3 fr.	1.25	2.50

IV. — TARIF DES ACCESSOIRES.

BANDAGES :

	Enfant.	Homme.
Bandage simple, inguinal ou crural	2. »	2.50
— double sur une seule branche	2.50	3.50
— double brisé	4. »	5. »
— ombilical	2.50	3.50
— — en feuille anglaise	4. »	

BAS ÉLASTIQUES :

Chaussette	5. »
Bas	6. »
Bas à genou	8.50

BOUGIES ET SONDES :

Bougies en caoutchouc rouge moulé, souple, dites bougies de Nélaton, tous numéros, l'une	1.25
— en gomme noire ou blonde, droites ou courbes, cylindriques, tous numéros, l'une	0.75

CANULES :

Canules pour injections, en gomme noire	0.75
— — en verre ou en cristal	0.40
— pour lavements, en gomme noire	0.50
Compte gouttes calibré, sans étui	0.30
Douche d'Esmarch, émaillée, de 2 litres, avec monture	5. »
Injecteur monté, à balle caoutchouc ou à piston	2.50
Pessaire en gomme noire, rond ou ovale	0.75
— anneau dit de Dumontpallier	3. »
Pinceau à teinture d'iode, en poil de chèvre	0.15
— pour la gorge, droit ou courbe, en blaireau	0.40
— de charpie monté sur tige	0.10
Seringue en verre, pour nez ou oreille	0.30
Sondes. (*Voir* Bougies.)	
Suspensoir en toile	0.75
— demi-élastique	1. »

www.ingramcontent.com/pod-product-compliance
Ingram Content Group UK Ltd.
Pitfield, Milton Keynes, MK11 3LW, UK
UKHW021818190726
13853UKWH00003B/1038

9 782329 604206